SUR LA PHYLOGENIE

ET LE

POLYMORPHISME DES BACTÉRIES

Par VINCENT CURCI

*Directeur du Laboratoire chimique et bacteriologique de l'Hôpital
de la Charité à Montevidéo*

Communication faite au Congrés scientifique de Buenos Ayres
en Avril 1898

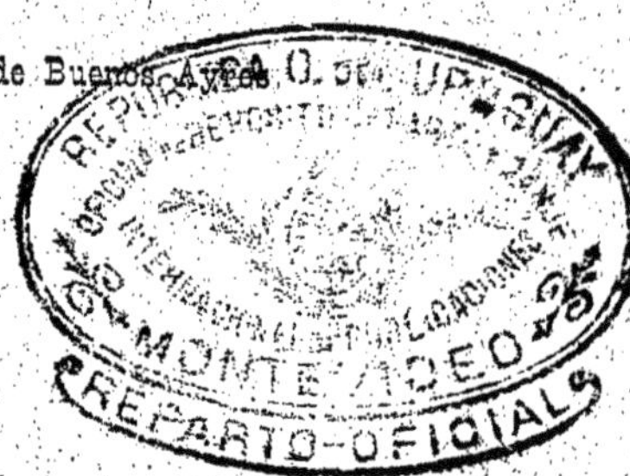

MONTEVIDEO

Tip. de la Escuela Nacional de Artes y Oficios

1898

SUR LA PHYLOGENIE

ET LE

POLYMORPHISME DES BACTÉRIES

Par VINCENT CURCI

*Directeur du Laboratoire chimique et bacteriologique de l'Hôpital
de la Charité à Montevidéo*

Communication faite au Congrés scientifique de Buenos Ayres
en Avril 1898

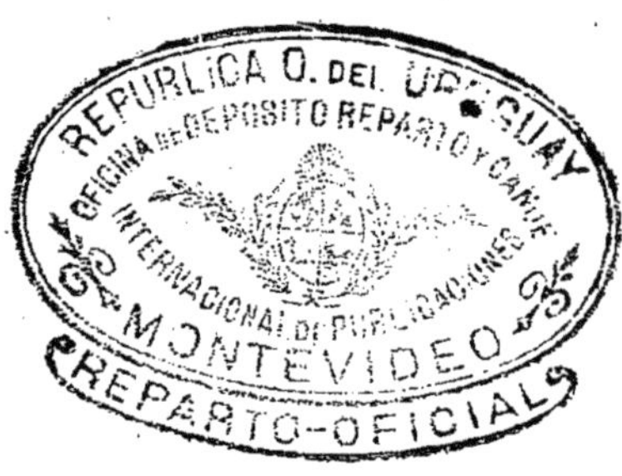

MONTEVIDEO

Tip. de la Escuela Nacional de Artes y Oficios

1898

SUR la PHYLOGÉNIE et le POLYMORPHISME des BACTÉRIES

Messieurs :

A fin de ne pas abuser de vòtre bienveillance, je serai bref, convaincu qù'une dissertation sommaire est l'únique forme possible dans un Congrès Scientifique ; j'essairai donc d'éxposer de la manière la plus claire et précise les opinions principales et parfaitement démontrables, réservant pourtant d'autres questions non moins importantes, que je ne traiterai que lorsque d'autres études dejá entreprises, me mettront à même de démontrer avec l'etendue et profondeur necessaires. Nous en traiterons cependant quelques unes en passant quoique d'une façon tout à fait superficielle, en supprimant les considérations, qui j'espère émanneront de vos connaissances, aux quelles je m'en remets d'ailleurs, et qui m'encouragent à me présenter ainsi dans une forme aussi concise.

Mais je tiens à faire constater avant tout que dans le cours de mon travail, je m'écarte absolument de certains principes, admis encore aujourd'hui par une immense majorité, comme d'indiscutibles verités scientifiques ; je dirai même qu'une grande partie de mon étude est consacrée à les combattre ; les considérations que je fais, et les experiences realisés que je cite ici me donnent une argumentation suffisante pour modifier ces principes là et en établir d'autres, qui tout en étant opposés à ceux-là, sont dans des térmes absolument raisonnables, des principes vrais, puis qu'ils sont basés sur l'experience, avec le raisonnement qui doit toujours la guider.

On comprendra facilement qu'étant donné la complexité et le genre de cette question, je suis obligé,

malgré le desir d'ètre bref, a entrer dans certaines
considérations générales et historiques qui lui sont
complétement atingentes et dont on ne peut sous aucun
pretexte se passer.

Les considérations historiques dont je parle, nous
sont absolument indispensables, pour connaître les
faits, qui ont servi de point de départ et de base à la
taxinomie actuelle, et les phases succesives que celle-
ci a suivi, dans l'étude des microorganismes.

En effet, il est évident que l'incessante accumula-
tión de renseignements qui se sont succedés dans un
temps relativement bref, et dont la source remonte
aux expériences de Pasteur sur la génération expontanée, représentent les diverses opinions émises sur cette question si controversée, et rendent compte des idées
versées jusqu' à aujourd'hui non seulement au sujet
des agroupations génèrales, mais aussi sur la classification spéciale des bactéries, pour les quelles on a
proposé de nombreuses classifications, dont on n'en
trouve pas une seule qui ait eté exempte de sèrieuses
critíques, car elles sont presque toutes basèes malheu
resement sur la morphologie, critèrium insuffisant,
si on s'en rapporte aux connaissances actuélles.

On pourrait en dire autant au sujet de la classification spéciale des champignons plus élevés, dont le
nombre d'espèces, comme nous le verrons plus tard,
dimimue à mesure que l'on acquiért sur eux de nouvelles connaissances.

Il est évident qu'il faut pour ceci établir une base
absolument rationnelle, et c'ést justement là tendance
scientifique actuelle dans la taxinomie d'imiter la
nature, en cherchant avant tout la dérivation phylo-
génètique, qui est le seul chemin qui puisse nous con-
duire à une classification rationnelle des êtres de
la nature, car on ne doit pas seulement chercher la
synonymie, puis qu'il existe aussi d'autres raisons
d'ordre philosophique, comme les relations de paren-
té ou de transition graduelle, qui nous conduisent à
l'origine comune des êtres.

De la que ces relations impossibilitent l'établissement des limites oú divisions absolues dans les classifications; mais en les groupant cependant d'accord
avec certaines qualités saillantes, on peut établir

certaines limites relatives, dont les extrêmes se lient
avec les afins antérieur et postérieur pour des transitions, qui quoique elles empêchent la démarcation
complète, en facilitent du moins l'étude.

C'est pour cela, et en tenant compte de l'obscurité
qui entoure encore l'étude des micro-organismes, on
ne s'étonnera pas qu'on ne soit pas encore arrivé à en
établir leur place dans le régne végétal, et leur classification systématique.

En effet, leur petitesse infinie, leur extrême polymorphisme; propre des conditions de leur existence,
et même une certaine variabilité biologique dont la
cause est la même, ont obstaculisé leur classification, ce qui n'est pourtant pas impossible, etant donné
l'existence d'un fond de spécificité.

Mais si en général ou en principe, les caractéres ne
sont pas permanents, ce qui donne lieu á la formation de variétés et de races, il en existe quelques uns
qui caractérisent une colectivité, et qui par leur trans-
misibilité par héritage, et par certain degré de fixci-
té dont ils jouissent, sont ceux qui servent de base á
l'établissement des éspèces, ou plutòt ceux, qui constituent le fond de spécificité.

Il est donc nécessaire pour celá de connâitre les
principaux faits qui constituent leur histoire, en les
analysant et valorisant autant que possible d'accord
avec les connaissances actuelles; ceux-ci nous per-
metront d'établir les *points de vue essentiels* scientifique-
ment compris, et quoique leur classification soit une
tentative prématurée (ce que d'ailleurs j'e n'ose pré-
tendre) ils contribueront du moins á la synthése, qu'on
fera dans un avenir plus ou moins prochain.

Du moins ce resumé historique, et son étude criti-
que, nous sert á eviter des interpretations erronnées,
et mettre les choses á leur place.

On attribue á Athanasius Kirchner vers l'an 1671
les premieres observations au sujet des microorganismes, qui affirma, qu'il existait dans le lait, fro-
mage, vinaigre et viande pourrie, de nombreux organismes excessivement petits et qu'il considérait comme des vers.

Leuwenhœck décrit plus tard vers 1722 comme de

petits animalicules, un certain nombre de bactéries qu'il avait trouvé dans la region bucale.

La découverte presque simultanée des levures par Cagnard Latour en 1828 et Schwann en 1837 et celle de la bacteridie charbonneuse par Davaine et Rayer 1850, et Pollender 1855, recevaient leur consagration par ceux de la fermentation découverts par Pasteur, et conduirent ce dernier et Davaine á etablir une analogie dans la nature de ces ferments, avec l'agent du Charbon.

Ce sont eux aussi qui en établirent avec Robin sa nature végétale.

Les postériures et importantes études de Pasteur sur les vins, la bière, et les vers á soie, l'inauguration de la culture des microorganismes *in vitro* perfectionnée et etendu plus tard par R. Koch, indiquèrent la voie á entreprendre dans la nouvelle science, qui nous réservait des succés si féconds.

La voie étant indiquée, une nombreuse phalange d'hommes éminents dénnoncèrent quoitidiennement, despuis lors, jusqu' á nos jours, l'intervention de ces êtres microscopiques, dans une foule de faits dont beaucoup etaient ignorés jusqu'ici et atribués á d'autres causes.

C'est depuis l'ors que surgirent les travaux sur la septicemie et la piemic de Coze et Feltz d'Ogston, Billroth, Cohnheim, Recklinghausen, Orth. Birch, Hirchsfeld et Klebs, la découverte des spores du bacillus antrhacis, la découverte du *vibrion* colérique, celui du bacillé de la tuberculose, et la reproduction expérimentale de nombreuses maladies par Koch, les travaux de Chaveau, Arloing. Cornevin et Thomas, ceux de Felheisen, Cornil Babés, Perroncito, etc., et tant d'autres non moins importants, et dont vous avez parfaite connaissance.

La rapidité vertigineuse avec laquelle s'accumulaient toutes ces connaissances, qui surgissaient de toutes parts de l'Univers, en constituant un énorme protocole, augmentaient la valeur assignée aux microorganismes, comme facteurs éssentiels dans l'étiologie des maladies inféctieuses, ouvrant de nouveaux horizons á la science, et promettant d'énormes bénèfices á l'humanité.

L'industrie recevait á son tour une impulsion puissante, pendant que s'incorporaient á l'histoire naturelle, les connaissances relatives á une inmense legion d'ouvriers invisibles.

Il n'est donc pas étonnant que vue l'importance que cette nouvelle science acquerait, une autre phalange de savants non moins illustres essaya leur classification.

On doit á Muller en 1773 la première tentative de classification, il les divisa en deux groupes *Vibrio* y *Monas*, mais comme Leuwenhœck il les considera infusoires.

Perthy fut le premier qui les divisa en Spirillum et Bacterium et établit leur relation avec les algues, plus tard Robin en 1853 et Davaine classifièrent les bactéries, á coté des levures et des algues; viennent ensuite les classifications de Cohn 1re et 2me, Van Tieghem, Zopf, Rabenhorst, Hueppe, Toni et Trevisani et Wunschen.

Il existe un fond commun entre toutes, et c'est quelles appartiennent au règne végétal, mais comme nous l'avons déjá dit il éxiste de différentes opinions au sujet de leur classification systematisée, n'ayant pas eté établie d'une façon définitive jusquá ce moment-ci, quelle est leur place dans ce règne la, en faisant pourtant une exception en faveur de Claus qui les compte parmi les animaux protozaires.

Nous avons dit aussi que leur divisions en genres et espèces dans la forme quelle á eté faite, n'est pas exempte de graves censures, car on se base sur les caractéres morphologiques et quelques autres biologiques complètement insufisants.

En effet: il est essentiel dans toute classification scientifique, l'invariabilité relative dans certaines limites du caractére dans lequel on se base.

Donc j'ai dit qu' en géneral on en principe, les caractéres ne sont pas absolument permanents, mais plutôt circonstanciels, et particulièrement dans les bactéries, ou organismes monocellulaires, comme il en sera question plus avant, chez lesquelle la forme comme quelques unes de leurs fonctions biologiques dépendent des conditions de leur existence, modifications qui peuvent étre durables et transmissibles.

Si dans la classification des êtres superieurs ou multicellulaires, et d'accord avec les principes établis, la division de ces êtres par leur morphologie etc, est admissible dans des limites relatives, elle est absolument difficile lorsqu' il s'agit des monocellulaires.

En effet, le milieu ou se developpent les êtres supérieurs, est en géneral uniforme et stable, la succession des individus est extrêmement lente et par conséquent, les modifications imprimées dans leur organisation, sont également lentes, ce qui ne se produit pas avec les monocellulaires, ainsi que d'autres considérations que je ferai plus tard.

Et c'est ainsi qu'a mesure que les connaissances et les observations avançaient sur la morphologie des bactéries, et leur variabilité, que nous connaissons sous le nom de polymorphisme, on a pu établir l'insuffisance des classifications éxistentes, ce qui produisit d'intéressants débats sur ce sujet.

D'un coté Naegeli, admet dans les bactéries un polymorphisme presque illimité, d'aprés le quel les représentants, seraient susceptibles de se modifier successivement autant dans leur forme, que dans leurs fonctions.

Les observations á ce sujet se succédèrent fréquemment, et bientôt de brillants naturalistes se groupaient autour de la doctrine de Naegeli.

Cienkowsky étudic le polymorphisme de certaines algues (Stigleconium et autres quetoforées) et plus tard avec Neelsen celui du *bacillus cianogenum*.

Zopf, Lankester y de Bary le polymorphisme du *Beggiatoa roseo persicina, Alba, Cladothrix, dicotoma* y *bac. megaterum*, et en même temps Zopf signifiait que le *Cladothrix* et les Beggiatoa peuvent revêtir toutes les formes contenues dans les classifications de Cohn.

Cohn, de son côté, ainsi que d'autres bacteriologues distingués, essayent de défendre leur classifications en établissant le monomorphisme (quoique reconnaissant l'existence de certaines variations dans la forme occasionnées par la nutrition), et ils acceptaient seulement un cycle morphologique extrèmement restreint, dont les représentants se trouveraiént renfermés dans une forme constante, absolument limitée et inmuable (Microccus Bact. et Bac).

Bientot apparurent de nombreuses observations, le polymorphisme observé par Van Tieghem dans le bacille *Amylobacter*, d'aprés le quel il peut se présenter sous la forme de filaments immobiles batonnets droits ou heliçoides, mobiles et cellules ovoïdes et sphériques?

Les expériences de Warming sur le *bacterium sulfuratum* et celles de Metschnikoff sur le *Spirobabacillus Cienkowsky*, qui peut présenter la forme de bact. ovalaires bacilles droits, bacilles curbes, filaments minces et spores.

Celles de Wasserzug et de Babés avec le *micrococcus prodigiosus* qui se transforme en bacilles et en filaments.

Les expériences de Charrin Guignard et Gessard sur le *bacille pyoceanus*, qui est suceptible de changer de forme et de pigmentation, grâce á l'influence de certaines substances.

Les travaux récents de Bernheim et Folger sur le bacille de la diphtérie, du quel on a trouvé des formes ramifiées pareilles á celles des mucedineés; et ceux de Coppen Jones, sur le bacille de la tuberculose, qui établit d'aprés ses investigations, que le parasite de la tuberculose appartient aux champignons filamenteux, et non á la serie des *Schizomycètes* (champignons disípares); mais l'auteur ne se prononce pas s'ils appartiennent aux micromycetes ou aux phycomicetes, considerant la question doutese, il existe aussi sur ce sujet les observations de Petrone Czaplewski et Metschnikoff.

Le premier de ces auteurs ci établit que le microorganisme de la tuberculose par la morphologie, révèle un degré élevé dans l'échèlle des schizomycetes, et il finit disant quil est possible qu'il soit un intermediaire entre les micromycetes et les schizomycetes. On a proposé pour lui le nom de *Sclerothrix Kochii* pour ces mêmes raisons.

Les résultats obtenus par Kruse et Pansini, qui transformérent le pneumococcus de sa forme en *diplococcos lanceolatus* en forme de Streptococcus, caractère qu'il conserva indéfiniment, ne pouvant des lors le distinguer du Streptococcus pyogènes.

Aujourd'hui grâce á l'augmentation considérable

des observations faites á ce sujet, le pleomorphisme est un fait absolument accepté.

Kruse, dans son essai sur la dérivation phylogenetique des formes, nous dit que malgré la structure si compliqué des Spirilles ils dérivent des plus simples bacilles.

«Quand á la dérivation des bacilles des coccus (streptococcus) elle n'est pas trés douteuse; quoique pourtant l'inverse serait aussi acceptable.

«Il est évident, que le développement de l'arbre de côté, n'a pas pu se mouvoir en droite ligne, mais bien en voies fréquemment ramifiées, et souvent rétrogrades.

«Quoique de Bary, Butschli et Hüeppe s'inclinent á l'idée que les formes primitives des bactéries étaient flagelatiformes, nous croyons que la dérivation inverse est plus vraisemblable.»

Nous verrons plus tard, dans l'étude speciale de la cellule, la confirmation expérimentale de cette afirmation.

Les phénomènes de polymorphisme ou heteroécie sont aussi communs aux champignons, et ce sont eux qui dans les individus sexuels accompagnent les générations alternantes, ils se produisent lorsque dans un changement *d'habitat* de ceux-ci, leur adaptation leur occasionne des métamorphoses régressives, (Ustilaginees Uredinees y Peronosporees.)

Je suppose que vous connaissez parfaitement le pléomorphisme du Puccinia dont les spores produisent dans les graminées le type *Uredo*, qui plus tard dans une periode plus ou moins longue, surtout après l'été, des éléments bicellulaires, ou *Puccinia*, et enfin dans des circonstances determinées l' *Ecidium*.

Le *Peziza Sclerotium*, dont la forme conidienne constitue le *Botrytis Cinerea*, de même que comme pour de Bary l' *Aspergillus Glaucus* et l' *Erotium herbarum*, ne seraient que les différents états de développement d'un même champignon, malgré la grande différence qui il existe dans leurs organes reproducteurs.

Le *Claviceps, purpurea* et ses formes nommées anormales *Sphacelia segetum* y *Sclerotium Clavus*.

Le *Podisoma Sabina* des genévriers qui produit plus tard le *Reestelia Cancellata*.

L'identité du *Aspergillus Maximus* avec le *Syzygites melagocarpus*, établie par Tulasne et plus tard confirmée par Schacht et de Bary.

L'*Uromyces Pisi*, le *Puccinia Straminis* le *Coronata*, le *Phytophora infestans*, etc.

Nous avons aussi les phénomènes de polymorphisme realisés avec le *Cladospirium herbarum* par Laurent et Massart, et qui d'aprés le premier, le *Penicillum Cladosporoides* n'est qu'une forme nourrie du *Cladosporium*; et que les deux l'obtiennent en le cultivant dans des milieux gélatinés, de même Laurent a obtenu experimentalement avec le *Cladosporium* les etats suivants, qui représentent les types que je vais exposer:

1.º Cladosporium herbarum (type naturel).

2.º Penicillum Cladosporóïdes.

3.º Dematium Pullulans[1] sans cellules de forme de levure.

4.º id. id. avec id. id. id. id. id.

5.º Forme de levure blanche et torulacée de Pasteur.

6.º id. id. id. rose.

7.º Fumago ou état d'enkystement commun aux cinq premières formes.

J'ai publié aussi des faits au sujet du pleomorphisme, et nous en verrons dans le cours de cette étude qelques uns relatifs á la variabilité morphologique et fonctionnelle.

Il n'est don pas étonnant, que ces phénomenes de polymorphisme dont nous nous sommes occupés, aient occasionnés dans les ètudes cryptogamíques, de fréquentes érreurs scientifiques, autant dans la systematisation générale, que dans l'espécification, particulièrement dans les bactéries et les champignons.

Et ce ne sont plus seulement les confusions produites par l'emplacement d'un même microorganisme en differents endroits, dans les diverses classifications, mais aussi, on a etabli plus tard l'idendité de microorganismes considérés comme différents, lorsque ce ne sont simplement que des modes diverses de son développement.

---

(1) E. Lœw Avait dejá fait remarquer une ressemblance absolue cntre le *Dematium Pullulans* et les filaments mycelianes du *Cladosporium*, sans admettre pourtant son identité, mais Saccardo et Constantin le considérent identique.

Et c'est á cause de cela, que nous disions, qu'a mesure que les connaissances sur les champignons avancent, le nombre des espéces existantes diminuera considérablement, et je crois qu'il n'ést pas hasardeux d'avancer, que dans le monde aujourd'hui infini des bactéries il en sera de même, car jusqu'a ce moment-ci on n'en a pas commencé la dépuration d'une façon sérieuse.

De lá qu'il soit importánt avant tout d'établir la valeur des *termes essentiels*, pour la specification et qui doivent servir de base á la classification; celle des champignons est plus facile étant donné sa reproduction sexuelle oú asexuelle, car elles peuvent se continuer dans la forme graduelle phylogenétique de même que les algues, de l'asexualité á la sexualité etc.

Il n'en est pas de même pour les bacteries chez qui c'est plus difficile á cause de leur asexualité; quoi que pourtant les caractéres morphologiques auront toujours une certaine valeur, ne serait elle que relative, mais qui reunis aux biologiques, puissent nous permettre d'en établir graduellement la phylogenese.

Une autre des questions qui se sont agitées á plusieurs reprises, et dont les faits exposés au sujet du polymosphisme y ont contribué, comme il est á supposer, est sur la *mutabilité* des espèces, si elles proviennent de matières organisées plus ou moins simples, oú si elles constituent une simplification de champignons plus élevés.

Donc, nous n'avons pas á nous occuper de la doctrine sur la génération expontanée, aprés les expériences classiques de Pasteur; de même nous laisserons de coté les doctrines de Robin sur la genése au moyen des blastèmes, ainsi que celle des microzymes de Bechamp.

Dans le sens de la dérivation, ou de l'indépendance absolue des éspèces, d'accord avec les intérrogations formulées, presque toutes les tentatives convergèrent vers les saccharomyces, dont l'origine fit produire de volumineux infolios de documents.

Ceux-ci furent pendant longtemps pris pour des algues, lorsqu' en 1859 et 1864. Pouchet et Hoffman, les considérérent comme conidies des mucorinées et particuliérement myceliums du *Penicillum Glaúcum*,

Mucor Racemosus, et de beaucoup d'autres champignons analogues, Bail, Berkeley et Hallier, appuyèrent plus tard ces opinions là.

En effet, d'aprés Berkeley, le Sacc. Cerevizæ, ne serait qu'une modification du *Penicillum Glaucum,* en se basant sur le fait que l'on voit nâitre ce champignon des globules du Saccharomyces exposés á l'air, tandis que pour Hallier le *Sacc Cerevizæ,* serait l'état conidial d'un leptotrix, qui se développe á l'état parfait dans la bière aprés la fermentation.

Ces idéés là furent bientot refutées par de Bary et Rees, et le second des deux en tenta la classification, tout de suite aprés la découverte des spores des Saccharomyces par de Seynes.

Plus tard, en 1871, Bechamps affirma que les bactéries acétifiantes sont suceptibles de se transformer en levures.

Trecul et Fremy émettent en même temps l'opinion qu'élles procèdent de substances albuminoïdees, d'aprés le premier elles pourraient s'organiser et se transformer en levures alcoholiques, bactéries et micoderme.

Pour Fremy se serait les matières albuminoïdes des fruits, qui en s'organisant produiraient les levures.

En 1872 Trécul annonce la confirmation de l'observation de Berkeley, et en 1874 Duval dit qu'en cultivant la levure alcoholique, elle peu se transformer en ferment lactique.

Un an plus tard Robin dit que le *Torula Cerevizæ,* le *Micoderma Cerevizae,* et le *Penicillum* peuvent se transformer réciproquement les uns en autres.

En 1876 aparaissent les études de Pasteur sur la bière, où cet illustre màitre, laisse voir sa vacilation, lorqu'il s'ágit de se prononcer á ce sujet, et quoique en attaquant Bail, Berkeley, Hallier et Hoffman, comme il l'avait dejá fait avec ardeur en 1861, admet la possibilité que les levures alcoholiques procèdent des cellules du Dematium Pullulans, dans de certaines conditions.

Pasteur admettait également la possibilité de la transformation du *micoderma vini* en levure alcoholique, mais aprés une serie d'expériences faites dans le laboratoire de M. Duclaux á Clermont, il modifia son opinion au sujet de la dernière des transformations.

Quant á l'opinion de la procédence des levures du Dematium, elle fut plut tard, en 1879, refutée par Chamberland en même temps que Pasteur se rectifiait des hypothèses émises dans ses études sur la bière, car il dit que dans quelques expériences faites l'année antérieure, il avait obtenu des resultats identiques á ceux de son élève Chamberland.

En 1896 Ludwig annonce quil a trouvé dans le flux muqueux d'un frêne, un Oidium, un Saccharomyces, et une nouvelle espèce d'Endomyces, et il prétend que ces microorganismes ont un rapport entre eux.

En 1889 Hansen refuta les idées de Ludwig en s'basant pour celá sur le fait de n'avoir jamais trouvé une relation gènétique entre ces microorganismes qu'il avait cultivés á l'etat de pureté dans plusieurs milieux différents.

Peu d'années aprés cela le Dr. Takamine annonçait avoir obtenu d'une levure alcoholique de l'*Aspergillus Orizae,* champignon employé dans la fabrication du Saké, opinion dont participait aussi Korschelt, pendant que Cohn et Brügen refutaient cette afirmation.

Julher fait une publication en 1895, établissant qu'il a transformé un Aspergillus en Saccharomyces, en même temps que Jórgensen confirme l'affirmation de son disciple.

Hansen résiste á considerer comme exactes les affirmations de Julher et Jorgensen, et Wehmer établit aussitot que dans une série d'experiences qu'il a faite sur l'Aspergillus Oriza, il n'a pas constaté la formation de levures.

Peu de temps aprés apparut une nouvelle communication de Jörgensen oú il établit que le Dematium, peut donner origine dans son interieur et dans certaines conditions, à des spores, qui transportées dans des liquides sucrés, se multiplient par gemmation, et se transforment en vrais Saccharomyces, établissant en même temps que certains Aspergillus et Sterígmatocystis agissent de même ainsi que l'Aspergillus Oriza avec le riz saccarifie.

Vers la même époque Julher révélle qu'il a fait ses travaux avec l'Aspergillus Oriza, et prétend confirmer les opinions de Takamine; qui fût en effet celui qui lui procura les matériaux pour ces expériences lá.

Wehmer refute de nouveau les opinions de Julher, pendant que Jörgensen insiste dans une nouvelle communication sur ses afirmations sur l'Aspergillus Oriza, et le Dematium.

Kosai et Jabe ainsí que Klocker et Schionning contredisent peu de temps aprés les expériences de Takamine, Jülher et Jörgensen.

D'un autre coté, Sorel annonce avoir obtenu des levures avec les myceliums de l'Aspergillus Oriza dans du moût de bière, en présence d'acide fluorhydrique, et prétend que ces levures peuvent produire de nouveau l'Aspergillus Oriza, en les semant dans du riz gonflé á la vapeur d'eau.

Il se produisit ensuite trés fréquemment des communications de ce genre. Jörgensen, Holm, Rafm, Brusch et Bendixen, ainsi que Jülher dans une lettre adressée á Klocker Schionnig, avoue s'être trompé dans ses affirmations.

Dernièrement Seiter en 1896, A. y S. Wortman et Will, refutent d'une manière absolue les affirmations de Takamine, Jörgensen et Jülher.

En plus de cela, et á ce sujet Alb. Klocker et Schionning ont récement publié un long et laborieux mémoire, dans lequel ils établissent, qu'ils ont répété maintes fois et d'une façon rigoureuse et systématique toutes les expériences de Takamine, Jülher et Jörgensen et que les résultats obtenus ont eté complètement négatifs, et ils terminent leur travail avec la suivante conclusion:

« Il n'éxiste jusqu'a présent aucun fait qui prouve que les Saccharomyces, soient des phases d'involution d'autres champignons; toutes les assertions que l'on a avancées sont inéxactes; il est vrai que les Exoascees ainsi que les Saccharomyces sont des organismes indépendants qui ont les mèmes phases morphologiques de développement; et qu'enfin les Saccharomyces doivent jusqu'a nouvel ordre être considerés comme indépendants. »

Comme vous le voyez, ce n'est donc pas faute de débats si cette question ne se présente pas clairement, en effet devant une telle diversité d'opinions, de résultats aussi contradictoires, et de jugements si diamétralement opposés, on ne peut moins qu' être perplexe et ne pas trouver la sortie d'un chaos semblable.

D'autre part; l'expérience n'est pas tellement ingrate ni exclusiviste, pour faire de semblables exceptions, qui puissent expliquer des résultats si opposés les uns aux autres comme ceux que nous venons d'exposer.

Elle est en echange aussi éxacte lorsque l'expérimentation a éte soigneûsement et méthodiquement conduite, avec la coopération de l'observation et du raisonnement, dont elle dépend, et qui sont la garantie des faits vrais.

Mais si nous analysons tranquillement les faits qui constituent ce long et enchevêtré débat, nous pouvons en partie arriver aux causes qui l'ont produit.

En effet Tulasne et ses contemporains incluaint sous le nom de *conidies* ou spores myceliens les champignons et les bactéries, sans distinction, et Robin nous dit que ces conidies sont celles qui produisent la férmentation alcoholique (levures) panaire et amoniacale etc., celles qui se développent à l'état de filaments représentent le mycelium des oidium Penicillum etc., comme l'avait déjà avancé Hallier en 1865 et 1868.

Il est même plus précis, lorsqu' aprés quelques considerations á ce sujet et s'opposant á toute idee d'évolution il dit: «Mais dans aucun des deux cas on ne peut dire qu'il y a eu transformation dans le sens de transmutation de *Specie in Speciem*; il ne s'agit que de polymorphisme.

Cette idée égalitaire, et ces considérations de Robin nous expliquent d'une manière éloquente les causes ou l'origine des opinions de Pouchet, Hoffman, Hallier, Trecul, Berkeley, etc. puisqué en jugeant sculement par la forme ils n'établissaient aucune distinction entre les conidies des Champignons, les bactéries et les Saccharomyces, et c'est cette derniére erreur que Pasteur démontre dans ses experiences sur le *mucor racemosus* dans sa vie anaerobie montrant, que ces levures une fois transportées dans des milieux convenablement aerés, reproduisaient nouvellement le mucor.

J'ommets les considérations de cet illustre savant sur la vie anaérobie du mucor, connu sous le nom de phénomène de Brefeld, et quoique pas totalement vraies, elles ont été le fondement de sa doctrine sur la fermentation.

En effet: si on tient compte que les champignons produisent dans leur fructification, des cellules en forme de levures, comme l'ont observé Cuboni, de Bary et Loew, Brefeld, Duclaux, Laurent, etc, il est facile d'apprécier aussitôt l'origine de cette confusion.

Il faut ajouter en outre les interpretations erronées auxquelles se sont pretées les insuffisances des classifications, et c'est dû á cela que de Bary dans une de ses mémoires, regrettant la divergence d'opinions, et la confusion que de semblables classifications produisaient, protesta particulièrement contre celles de Brefeld qui etaient les plus récentes; et plaça alors les Saccharomyces auprés des Exoasceas, et que plus tard d'accord avec les idées de Rees, Hansen et Engel, on leur assigna comme caractère particulier des Saccharomyces la production de spores endogénes, la propieté de se multiplier par bourgeonnement, et cella de produire des fermentations alcoholiques actives.

Ceci bien entendu n'oblige pas à etablir un jugement *á priori* sur la véracité relative que puissent avoir les experiences de Jörgensen, non obstant la rétractation de Jülher que nous avons vue dans le cours de cette exposition.

Donc, en touchant ce sujet dans les considérations et enseignement qu'il nous donne, je me vois obligé á repéter ce que je vous disais á propos du pleomorphisme et des classifications.

J'ai dit en effet, il est essentiel dans toute classification scientifique, l'invariabilité relative, ou comprise dans certaines limites, du caractère dans lequel on se base.

J'ai également dit, qu'en principe les caractères ne sont pas absolument permanents, mais plutôt circonstanciels et spécialement, comme nous le verrons plus avant dans les bactéries ou organismes monocellulaires; autant la forme que certaines de leurs fonctions biologiques, dépendent de leurs conditions

2

d'existence, modifications, qui peuvent se faire durables et transmissibles.

Je vous disais aussi, que si la classification des êtres supérieurs ou multicellulaires, et avec les principes établis, la division de ces êtres par leur morphologie, etc., est acceptable dans des limites relatives, cela est beaucoup plus difficile au sujet des monocellulaires.

Le milieu dans le quel se développent les êtres supérieurs, est généralement uniforme et stable, la succession des individus est extrèmement lente, par conséquent les modifications imprimées dans son organisation sont également lentes, ce qui n'advient pas avec les monocellulaires, etc.

La limite dans la division de ceux-ci et dans la forme établie, est donc absolument artificielle, et c'est la difficulté qui existe, et la préparation qu'exige, leur distribution et classification rationnelle et scientifique.

J'ai établi dans mon mémoire antérieur, l'existence de deux états morphologiques de développppement distincts avec ses fonctions propres d'un même microorganisme, et que d'après les classifications actuelles, l'un devrait être placé parmi les saccharomyces et l'autre parmi les bactéries zymogénes.

Les expériences qui m'ont conduit á ces résultats sont si simples et rigoureuses, qu'on ne saurait en avoir le moindre doute. D'un autre coté le raisonnement inféré de l'experimentatión révelant le cycle dans le quel elles se meuvent dans leur forme et dans leur variabilité fonctionnelle, produites par des influences diverses, ne peuvent que convaincre, grâce au fondement commun qu'on observe entre elles.

Vous devez vous souvenir ce que j'ai dit sur le polymorphisme, et je vous rappellerai seulement au sujet de la variabilité fonctionnelle, outre les expériences indiquécs, celles de Duclaux, les considerations de ce savant a propot de se sujet, et les expériences de Perdrix et Grimbert.

Jè dois aussi citer le récent mémoire de M. Peré sur le *bactérium coli commune*, apparu le mois de janvier de cette année ci, et dans lequel ce savant la démontre que ce microbe èst capable d'originer in-

différement de l'acide lactique levogyre, dextrogyre
ou inactif par l'influence de certaines substances,
ou selon que l'azote du milieu nutritif se trouve á
l'état de peptone ou de sels amoniaqaux; ainsi que
les récentes études de Pottevin dans le même sens
sur les ferments lactiques.

C'est donc ici messieurs, après tout, que ce révéle
la petitesse et l'arbitrarieté du mot *espèce*.

En effet, s'il suffit d'une forme ou d'une fonction
pour qu'un microorganisme soit considéré comme
une espèce, le nombre des espèces se multiplierait
á l'infini.

Les résultats que j'ai obtenu établiraient d'une maniére inconcuse un phénoméne de *mutation*, un Dis-
comycete et un Schizomycete, Saccharomyces (cellule ovale ou ronde sporogène bourgeonnante qui fermente les substances sucrées produisant de l'alcohol
ethylique) et un bacillus zymogène (batonnets spo-
rogènes ou filaments scisipares, qui fermentent les
substances sucrées produisant surtout de l'acide butyrique) et ce ne sont pourtant que deux formes
différentes de développement d'un même microorganisme qui peuvent se produire reciproquement depuis leur origine pour ainsi dire, dans divers milieux, et qui se reproduisent aprés dans semblables
individus.

Si ce raisonnement n'est pas acceptable, il doit du
moins s'adresser á un phénoméne de polymorphisme et a une élasticité physiologique de la fonction,
ou á la constitution d'une varieté.

Mais voila que la valeur arbitraire de l'acception
polymorphisme, flotte, dans le sens qu'on lui donne
aujourd'hui en bacteriologie.

On nous dit que le polymorphisme, s'adresse seulement aux différentes phases du développement, ou
plutôt au cycle morphologique de celui-ci.

Si l'on disait, *aux manières diverses* de developpement, parfaitement, mais aux phases du développement, cela ne se peut, á moins qu'on accepte l'im-
perfection dans ce que l'ont veut interprèter.

Les diverses formes qu'acquiért l'œuf, dans son
developpement jusqu'a être adulte, celle que parcourt l'embryon jusqu'a constituer la plante, celles-lá

sont des vraies phases de developpement qui constituent un cycle défini, mais ni l'œuf ni l'embryon, se
multiplient produisant d'autres œufs et d'autres em-
bryons qui leur sont semblables.

Et son des exemples qui nous prouvent, qui s'agit
pas du cycle de developpement, les differents phénomènes de polymorphisme exposès, le micrococcus
prodigiosus ne devient ni bacille ni espirile, que dans
des circonstances determinées; et celles-ci n'etant il
se reproduit dans la même forme.

La bactéridie charbonneuse filamenteuse asporo-
gène de Roux, qu'on nomme ainsi parce qu'elle ne
peut pas reproduire des spores proprement dits, et
qu'elle se multiplie seulement en filaments semblables; les phénomènes de ditropisme observés par
Gamaleia, etc.

Ce n'est pas surement le subtile filament du *baci-
lius Amylobacter* observé par Van Tieghem, celui qui
produit la cellule ronde qu'il a aussi observé dans
son bacille; et dont j'ai pour ma part de grands dou-
tes, au sujet de l'exactitude du moyen de germination, qu'il nous etablit pour celá; ayant lieu de pré-
sumer que sa cellule ronde (*Clostrydium*) est analogue
á celle que j'ai observé.

De tout ce qui a eté exposé, messieurs, il se déta-
che d'une manière logique et concluente, que ce ne
sont seulement que des *Modes différents* de développement, et que la forme des élèments monocellulaires
etant donnée ce qui leur est inhérent, dépend des
conditions d'existence, comme je l'ai dit aussi dans
mon mémoire antérieur, avec ses fonctions correla-
tives, dans la forme exposée.

Nous laisserons pour plus tard, dans l'étude de la
cellule cette question en particulier.

Comme on peut le voir dans le cours de ce mémoire, nous avons fait une courte narration, avec les
principales considerations sur les questions provo-
quées par les phénomènes de variabilité morphologique et fonctionnelle, et dont nous trouvons l'explication dans les principes établis sur ce sujet.

On déduit donc de tout celá, qu'etant données les
etroites límites dans lesqu'elles s'est enfermée la
notion espèce dans les bactéries, il n'existe réele-

ment aucune fixité absolue dans celles qui ont eté considerées comme telles, et si on accepte ce raisonnement lá, il est nécessaire considérer comme différentes espèces, de différents modes de développement d'un microorganisme.

On remarque aussitot qu'il convient d'établir avant tout le fondement de cette notion, de telle façon, que si non obstant l'apparition ou disparation de caractères dans les espéces, effectués par l'adaptation, même dans le cas que si en s'éloignant par les actuelles des primitives ils paraissent méconnaissables, on puisse du moins en établir la relation.

Il nous manque maintenant traiter cet autre point. ¿ Les bacteries sont elles originairement autónomes, ou bien dérivent elles d'algues ou des champignons plus complèxes ou élevès?

Il est un fait evident, et c'est l'existence d'une unité de plan biologique, autant dans l'organisation comme dans le fonctionement de tous les êtres.

L'experience nous en donne journellement la preuve, et sa complète sanction nous est manifestée par toutes les sciences expérimentales référées ou spéciales, celles qui nous apprénnent á surprendre la nature dans tous ses phénomènes prodigieux et infinis.

L'étude synthétique de cette unité de *plan biologique* dans la direction graduelle de ramifications infinies, qui constitue le procés évolutif des êtres, á travers le temps et l'espace, avait jusqu'a présent sa raison d'exister, dans l'amplitude et suffisance, pour expliquer d'une manière rationnelle et scientifique, la relation des êtres organisés entre eux, et avec les faits géologiques et paléontologiques.

Cette étude que nous connaissons sous le nom de phylogénique, ne présupose que deux choses:

1.º La lutte perpétuelle pour la vie, dans la quelle il ne subsiste plus que les formes adaptables, et.

2.º La variation que celle-ci origine, et sa transmissibilité héréditaire.

S'il est vrai que l'on considère en principe, que l'évolution peut etre progressive ou regressive; étant les bactéries des organismes d'une constitution plus simple ou citodes, la question ainsi posée correspond á celle indiquée en second lieu.

Sa nature végétale étant démontrée, son inclusion parmi les algues ou les champignons, Schizophycées ou Schizomycétes, est explicable par raison d'affinités, et c'est pour cela qu'on établit entre ceux-ci et celles la un groupe commun, les thallophytes de Sachs.

On construit hypothétiquement les lignes de dérivation phylogenétiques, basées dans l'organisation (partant d'une ligne droite et graduellement ascendante, nous conduit des algues inférieures jusqu'aux supérieures, de cette ligne en arrivant aux Siphonées, part une branche qui commence dans les Phycomicetes, et nous conduit d'une manière graduelle et progressive d'un côté aux champignons supérieurs Gasteromycetes, et de l'autre aux plus inférieurs Schizomycetes; les algues supérieures s'uniraient aux Characeas desquelles partirait une branche dicotomique, les Muscinees mousses et hépatiques, viendran s'unir ensuite la ligne qui représente les premiers parents des Cryptogames vasculaires et de celles ci partant en divers sens les Fougères, Prêles, Ophioglossées, Rhizocarpées et Lycopodiâcées; insérée dans la branche des Cryptogames vasculaires hétérosporées s'echapperait la racine des Phanérogames, qui commençant dans les Cycadées se ramifie aux Coniféres, aux Monocotylédones et les Dicotylédones Sachs).

Saporta et Marion, établissent un point de transition (les lichens) entre les algues et les champignons, ces derniers ce seraint constitués, par une adaptation des autres á la vie parasitaire.

La structure et le développement morphologique des phycomycetes, est absolument pareil á celui des algues siphonées, particuliérement aux *Vaucherias* qui sont celles qui forment le trait d'union entre les algues et les champignons; leur différence consiste comme caractère générique de la classe, dans l'absence de chlorophylle; les champignons pouvant par conséquent vivre dans la plus complète obscurité, et devant se nourrir des éléments essentiels (C. H. O.) assimilés déjá par le végétaux á chlorophylle.

D'aprés ce que l'on voit dans les études paléontologiques, se seraint les algues qui auraient d'abord apparu, d'ou l'on croit que les champignons ont dû se former par progression évolutive de celles là, par les conditions imposées par le parasitisme.

Le savant naturaliste Odon de Buen, dit que l'existence du bitume, de l'asphalte, de l'anthracite, et surtout les petits dépôts de graphite qui se trouvent dans les gneiss du terrain laurentine, ne peuvent s'attribuer qu'a une origine organique, sûrement à la carbonisation des algues primitives.

Mais c'est surtout aux remarquables études de Saporta et Marion, que nous devons le plus de renseignements à ce sujet.

Pour ces auteurs-ci il a existé deux grands types dans la flore marine primitive; le premier appartiendrait aux époques siluriènes dejá éteintes, le second, qui apparaissant alors a pu jusqu'a présent prolonger son existence.

Parmi les premiéres algues actuellement éteintes, on trouverait les Alectoruridées, qui ont dû constituer une famille á part, et de laquelle les anciens représentants, appartiennent au paléozoïque silurien inférieur; tandis que les récentes arriveraien aux époques tertiaires.

Egalement à celles-ci les Bilobites[1], les Artrophycées et les Paléophycées quoique constituant une branche latérale differente, et éteinte aprés une immense duration, celles-ci se révèlent siphonées pourvues de philomes unicellulaires, et pour cette raison semblables aux Codiées, aux Caulerpées et aux Udotiées.

Parallélement á celles-ci, et ayant pour point de départ, aussi le periode paleozoïque silurien, les Chondritées seraient quelque peu semblables particulièrement aux genres actuels Chordaria et Cladosiphon, et qui ont disparu plus tard vers le milieu du neozoïque

De sorte que c'est á un type d'algues inférieures les siphonées, que peuvent s'adresser les types pri-

---

[1] Pour le Dr. Nathorst de Stockolm les Bilobites, Chrossocorde, etc, sont des impressions mécaniques produites par des crustacés ou autres invertébrés se traisant sur des sédiments mous; il fait les mêmes observations au sujét des types Eophyton, Spxiophiton etc. De nouveaux rensignements á ce sujet paraissent la définir d'une façon contraire á cette façon de voir, et favorablement aux idéés de Saporta et Marion.

mordiaux disparus, auprés des quels d'autres types
également inférieurs ont pu persister et existent aujourd'hui, quoique en un nombre chaque fois plus
restreint.

On compte parmi celles-ci par exemple les Dasicladées, qui peuvent être considerées comme analogues aux Cymopolia et Acetabularia actuelles; de
ces Dasicladées, les moins récentes, appartenaient
au genre diplopore Schiff. (Gigoporella Gümb) et
quand aux autres genres et éspéces de cette famille,
les uns se sont éteints, et les autres en un nombre
chaque fois plus limité et dégénéré, vivent encore,
mais destinés à s'éteindre.

Pour Cornil et Babés, les bactéries ont paru avec
toute probabilité, parmi les premiers végétaux.

Ils se basent pour cela, sur leur existence dans
l'époque géologique du charbon; car Van Tieghem
en a trouvé dans l'écorce des coniféres carbonisées
du charbon de terre.

Quant á nous l'opinion de Cornil et Babés, basée
sur ce que mentionne Van Tieghem, ne contrevient
en aucune sorte la transformation des algues en
champignons, occasionnée par une adaptation de celles
là á la vie parasitaire; car si les champignons requiè-
rent pour leur nutrition, l'existence de substances
tertiaires formées par des végétaux á chlorophylle, il
est logiquement clair, qu'ils ne peuvent avoir existé
ni avant ni en même temps que les algues, puis
que devant vivre seulement des éléments assimilés
par elles, leur existence a dû être impossible avant
celle des organismes aptes pour former ces éléments.

En effet, si on se souvient les considerations que
nous avons exposées sur les bases de la phylogé-
nie au sujet de l'existence d'une unité de plan biologique dans tous les êtres organisés, qui se révèle
du plus simple au plus complexe, par une série de
transitions graduelles et parfaitement harmoniques;
de l'heredité, de la variabilité morphologique et fonctionnelle imposée par les conditions d'existence,
de cette dépendance de l'être au milieu, de cet incessant conflict entre la matière vive ou organisée,
et la matiere morte ou minérale.

Dans ce long et multiple procés évolutif extrèmement ramifié qui nous conduit successivement et par des voies divergentes des formes les plus simples aux plus compliquées, et où l'on a cherché la genèse de la diversité des êtres organisés, l'expliquant dans les oxilations thermiques, et dans les differentes distributions géographiques du sol produites par l'émergement des terres, et par le refroidissement partiel du globe á travers le temps; d'ou la multitude de phénomènes dérivès de ces causes imprimèrent dans les organismes la marque de leur existence et donnent comme conséquence la diversification.

La confination des organismes, ou leur extension, aux diverses régions constituées et l'adaptation á ces régions et á ces variantes climatériques, seraient le legs actuel qu'on nous conserve dans une relative stabilité, pendant que d'autres, comme les types les plus remarquables des cryptogammes, ont disparu, et les survivantes qui se son adaptées ont diminué de taille et de vigueur, de telle sorte que les actuelles, par leur organisation et leur structure, ne viendraient á représenter qu'un prolongement atténué des primitives.

En échange, c'est d'une branche cryptogamique que surgirent les phanérogammes, celles-ci se divisèrent á leur tour en deux, et de celles ci la plus récente quoiqu'étant la plus faible dans son origine, finit par prévaloir.

Dans beaucoup de celles-ci pour Saporta et Marion l'évolution serait croissante, et se transformerait en détails a notre vue. Celle-ci pour ces auteurs serait la cause des petites différences qu'on observe en elles.

Ainsi donc, si la raison du monde vivant, réside dans la succession des individus, qui dérivent des individus préexistents, le renouvellement s'imposant parce qu'il constitue la continuité, c'est en cela qu'existe á son tour la raison de l'évolution dans le temps et l'espace.

Et c'est ainsi que pour Saporta les champignons ont dû se former par une métamorphose regressive, occasionée par l'adaptation des algues primitives á la vie parasitaire. Maintenant en dehors des considérations ennoncées á ce sujet; existe t-il d'autres faits dans la

nature qui nous révèlent ou confirment d'une manière claire et évidente la véracité de cette assertion?

Pour pouvoir rejeter cette hypothèse, il faut admettre, que le protoplasma chlorophylien, dans n'importe quelles circonstances ou il se trouve, est incapable de perdre son espècifité, c'est á dire, la
propriété d'être chlorophylien, et par conséquent son
fonctionnement biologique correspondant.

Eh bien! je ne vous dirai pas que celá est possible, je vous dirai même que c'est réel, et cela s'effectue incessamment á notre vue.

Si en observant le développement d'une céllule
embrionnaire végétale, constituée par une substance
albuminoïde ou protoplasma et un noyau, substance
qui se présente à nous, constituée par de nombreuses granulations refringentes possiblement plastidés,
infiniment petites, qui plus tard en se multipliant
produisent des collectivités de plus en plus différentes, jusqu'à former le végétal complexe, dont les
fonctions essentielles se dedoublent en graduelles et
coordinées, ce qui nous explique la base du principe de Mirbel, de considerer le végétal dans son
origine, formé par un simple tissu cellulaire, qui se
modifie diversement dû à son développement.

Si ce fait de la simple cellule embrionnaire se
diversifiant dans son développement, nous fait penser
á l'hypothèse de l'évolution de la cellule primitive
anuclée ou citode, á travers le temps et l'espace, elle
nous apprend d'autre part d'une manière éloquente
et précise dans la formation des tissus fibreux et
vasculaires, etc., ainsi que dans la fonctionabilité qui
leur est corrélative, aussi bien le polymorphisme compris comme cycle morphologique de développement,
que les différents modes de celui-ci dont j'ai du reste
assez longuement parlé.

Il y a même plus que cela: si l'on approfondit
cette admirable phénoménologie, ce tableaux même
nous enseigne avec autant d'éloquence, le passage ou
l'adaptation d'une manière complètement naturelle, du
protoplasma chlorophylien ou créateur, à la vie parasitaire.

Et je crois qu'il n'est pas hasardeux de dire, que
c'est grâce à cette métamorphose progréssive plus-

tôt que régressive, imposée par la vie de dépendance ou collective, que se forme la fleur; c'est précisèment la formation de cet organe-là qui nous manifeste avec une splendeur inimitable, une éloquence absolue, l'analogie complète qui existe dans l'essence du procés de la métamorphose qui donne lieu à ces deux formations; le champignon de l'algue et la fleur du protoplasma chlorophylien.

En effet: c'est un caractère essentiel du protoplasma chlorophylien comme nous l'avions dit, de fixer le carbone atmosphérique et construire avec une mollécule d'eau des combinaisons ternaires; celui-ci est un des signes caractéristiques des végétaux verts.

Et c'est réellement la perte de ce signe là que nous observons dans la fleur; c'est le protoplasma des feuilles, essentiellement chlorophylien qui se modifie à nos yeux pour constituer succesivement, depuis la bractée au calice, de celui-ci à la corolle, de celle ci aux etamines et ainsi progressivement; et c'es cette modification de structure, qui marche en rapport avec une modification de fonction, et c'est dans cette métamorphose qu'elle perd son caractère essentiel de chlorophylien, de fixer le carbone atmosphérique, et d'en constituer des combinaisons ternaires; il ne nous origine pas en échange ou plutot, il nous origine seulement des pigments dérivès supernuméraires, et c'est pour cela que nous la voyons se nourrissant aux dépens des éléments assimilés par les parties vertes du végétal, en tranformant les composés ternaires ou hydrates de carbone en *quartenaires ou albuminóides*. C'est à cause de cette nécessité d'avoir à se nourrir d'éléments dejá assimilés par le reste du végétal, qu'elle vient à être un vrai parasite de celui-ci; et c'est par ce motif-lá qu'á l'apparition de la fonction génératrice de tous les êtres, la croissance s'arréte, tandis que dans d'autres elle produit la mort, comme dans les végétaux, par exemple les monocarpées.

C'est donc ainsi, que la fleur ne constitue pas un élément essentiel à la vie du végétal, ce n'est seulement qu'un organe d'une mission déterminée, et qui n'est nécessaire qu'à la conservation de l'espèce.

L'analogie saute donc aux yeux, dans la demostratión du fondement essentiel du phénomène de l'apti-

tude du protoplasma chlorophylien d'évolutionner
dans sa fonctionnabilité et dans sa structure, et la si-
militude biologique des deux cas, provenant probablement aussi, de la même cause dans les deux.

Bref, si nous prenons par exemple un lichen, nous
y trouvons représentées biologiquement, la fleur et la
plante, l'algue serait les parties vertes chlorophylie-
nes, la plante avec sa fonction correspondante, et le
champignon la fleur, produite par l'évolution du protoplasma chlorophylien.

Si nous pénétrons dans l'intimité du procès biologique nous observons encore mieux les liens étroits
qui existent, ou plutôt les gradations que cette métamorphose représente. Il n'existe pas de doute, que
l'élement essentiel, le vrai facteur de la synthèse
assimilatrice ou de la réduction est le protoplasma,
sa fonctionnabilité dés l'ors sujette à varier, peut se
présenter à nous sous divers aspects.

Il est tout à fait admis, que la chlorophylle est produite par un dédoublement du protoplasma, sa mission est celle d'absorber les radiations lumineuses,
et cédant ces énergies au protoplasma, celui-ci réduit
l'acide carbonique et construit synthétiquement les
composés organiques; en même temps, la chlorophylle
diminuant l'intensité des phénomènes respiratoires
du protoplasma, évite la consommation produite par
ceux-ci, et favorise extrèmement les réactions syn-
thétiques.

Dans cette opinion de Pringsheim, Ray Lankester
cite à son appui l'aptitude que possède le protoplasma des squizomycetes, de décomposer des combinaisons d'acides organiques (acet: d'ammoniaque par
exemple) et que quoique n'ayant pas de chlorophylle il combine l'hydrogène, le carbone, l'oxygène, et
l'azote et forme avec eux des substances albuminoïdes. Ce fait là a eté démontré par Pasteur pour
la premiere fois, au sujet de l'alimentation minérale
des levures.

La chlorophylle est donc un puissant auxiliaire de
la fonction du protoplasma, celui qui l'origine dans
certaines circonstances déterminées; de sorte qu'il
n'existe point de différence réelle dans la fonctionna-

bilité physiologique, dans le sens absolu du mot, et qu'elle n'en représente plutôt qu'une gradation.

En effet comme on pourra le voir plus loin dans l'étude spéciale de la cellule, dans la formation de la chlorophylle et des pigments supernuméraires, et de même que pas tous les végétaux considérés parmi les algues ne contiennent pas de chlorophyle, tous les champignons considérés comme tels, ne sont pas privés de la propriété d'en former dans des conditions déterminées.

Je possède un *Aspergillus* parfaitement caracterisé qui dans certaines conditions produit de la chlorophylle; en outre que ce n'est pas un mystère la formation des pigments supernuméraires, par les champignons anthoxantine, cyanine et derivés, etc., comme le produit aussi le protoplasma des fleurs, dans des circonstances déterminées, quoi que d'ancuns affirment pourtant qu'ils ne sont pas pareils.

Le résultats de mes investigations chimiques et spectrales á ce sujet m'ont permis d'en aprécier l'identité absolue.

Nous pouvons en dire de même au sujet des bactéries. La présence de la chlorophylle, comme proprieté de quelques unes d'elles, est exprimée dans la définition de Nencki.

Le nombre des espèces chlorophyliennes, quoique réduit pour le moment, comprend les bactéries décrites et étudiées par Van Tieghem et Engelman; celles qui á la lumière se tiennent dans leur fonctionnabilité á l'égal des plantes supérieures. Ces bactéries là forment un groupe spécial, et furent nommées chromophores par Beijerinck.

Ceci etant établi, voyons: ¿Quel est la place qui correspond aux bactéries? ¿quelle est leur vraie dérivation philogénétique?

La première sera facile á connaitre lorsqu'on sera instruit sur la seconde.

Kruse au sujet de la dérivation philogénétique, établit l'hypothèse qu'elles dérivent probablement des Streptoptricées, ou des Phycochromacées. Aussi á ce sujet, Brefeld pense que les bactéries dérivent possiblement des champignons plus élevés, qui en perdant leurs organes de fructification, leurs descendants ainsi simplifiés, ne peuvent se reproduire que par scision.

D' après les expériences que j'exposerai ensuite, on pourra voir la confirmation de cette dernière hypothèse, dans le sens général dans le quel elle est conçue, ainsi que la première de celles de Kruse.

En effet dans cette simplification de champignons elevés á bacteries, les streptotricacées représentent le point de transition entre les champignons et les bactéries, ou soit le pont de passage qui nous conduit réciproquement des unes aux autres.

J'ai choisi pour cette exposition experimentale parmi les divers champignons que j'étudie, une simple mucedinée, un des champignons de plus simple structure, et qui formen un type spécial par sa fructification l'Oidium Rob; le champignon que nous allons étudier est:

I

l'Oidium lactis

Celui—ci est un champignon saprophyte, commun surtout dans le lait, et c'est pour cela que Fresenius le nomma *lactis*; on le trouve aussi dans les grains de képhyr sur le pain, sur le fumier et les fruits pourris, comme des masses blanches et soyeuses, on le trouve aussi fréquemment dans le moût de bière une fois la fermentation achevée, et surtout lorsque celle—ci est pauvre en alcohol.

Jusqu'a present, il á eté inclus dans différents groupes, *Saccharomycettes, Ascomycettes, Exoaceas, Perisporiásés Carpoasés (Erysypheas)*, par Brefeld; il donna ègalement lieu á diverses questions. On a cherchè á démontrer qu'il ne représentait qu'une phase du développement d'autres éspeces etablissant á ce sujet, des relations génétiques avec le *Chatara*, avec les Saccharomyces et les ferments lactiques, d'autre part Grawitz á prétendu démontrer son identité avec les champignons du favus *(Achorion Schoenlenü)* du pytiriasis versicolor *(Microsporon furfur)* et de l'herpés tonsurant *(Trichophyton tonsurans)*.

Cette opinion là fut controversée par Flügge; mais c'est aprés les expériences de Duclaux et de Verusjki, que cette question à eté considerée comme résolue; il en resulterait que les formes de souffrance de l'Achorium et du Tricophyton, occasionées par l'insuffisance de nutrition, comme sont celles qui se developpent dans la peau humaine, ont induit a Grawitz dans l'erreur, qu' il avoua plus tard lui même que c'etait la cause de son erreur, et qu'il considerait les premiers très différents de l'oidium.

Sur la première partie, au sujet de l'identité avec les Saccharomyces, etc., elle fut controversée par de variées et nombreuses expériences de Brefeld et Hansen, ainsi qu'elle le fut plus tard par d'autres auteurs. L'histoire de cette question pourra se voir dans le resumé exposé, ainsi que l'analyse et l'interpretation des faits qui originèrent ces hypothèses la, c'est pour cette raison que nous nous croyons exempts d'insister encore sur cela.

Je me suis servi dans mes expériences, d'un oidium extrait des grains de *Kefir*. On peut pour cela proceder ainsi: on humecte les grains avec un liquide lactique sucré, et on les laisse á la température ordinaire, au bout de cinquante heures, on peut voir que les grains se couvrent de nombreux et faibles filaments soyeux blancs et brillants. Ces filaments pris on les sème dans du liquide Raulin, après quelques passages, on prépare des plaques de gelatine d'óu on les retire purs et on les transporte de nouveau dans de liquide de Raulin.

Malgré leur variabilité morphologique que nous étudierons particulièrement dans chaque cas, les caractéres morphologiques peuvent s'exprimer en général comme il suit: Myceliums constitués par des filaments ramifiés et fendus, d'épaisseur excessivement variables, dont les extrémités se présentent généralement en forme de fourche, d'autres fois, de cellules rondes, ovales, quadrangulaires ou piriformes, leur grandeur moyenne est de 7 u á 10 u, leur largeur 6 u á 9 u la longeur des Hyphes est excessivement variable, et leur largeur est généralement de 2 u á 4 u ou davantaje. Ces cellules, se présentent constituèes par une gaine ou enveloppe qui n'absorbe pas la matière colorante, une partie centrale granuleuse colorable, et vacuoles qui contiennent un liquide légèrement jaunâtre et des granulations qui absorbent et retiennent avec beaucoup de force la matiére colorante.

Elle résiste le Gram, et quelques auteurs prétendent qu'il suffit de percevoir la maniére dont se conduit l'Oidium avec ce procédé pour établir une différence d'avec le Tricophyton et l'Achorion.

L'eau iodée la colore légérement de jaune, et cette coloration est beaucoup plus intense dans les parties granuleuses ou protoplasmatiques; elle ne nous présente rien de particulier avec l'iode et le chlorure de zinc, avec le réactif de Raackofer, avec l'acide nitrique, l'ammoniaque, etc.

Sa multiplicacion a toujours lieu par la formation de cellules endogènes, qui peuvent rester libres par rupture, ou par destruction de la paroi enveloppante, et encore peut elle se manifester pas scision, mais ceci dépend aussi de la forme des éléments.

Jörgensen dit avoir trouvé un Oidium qui se multiplie par bourgeonnement; ceci s'observe, dans des circonstances spéciales provenant des conditions de la membrane enveloppante. La température la plus favorable pour son développement oscille entre 25.º et 32.º.

Ce champignon se développe dans le liquide de Raulin sous la forme d'aiguillettes d'une longueur variable; soyeuses, blanches et compactes qui s'etendent dans le liquide, ou qui constituent d'abord un voile sous la forme de une très legère pellicule; formant plus tard de nombreuses petites sphères cupuliformes, blanches, soyeuses et brillantes qui, en s'intensifiant dans leur développement finissent par couvrir toute la surface du liquide d'une épaisse couche.

Quand les cultures sont vieilles, quelques unes des aiguillettes filamenteuses, s'adhèrent aux parois du récipient lui donnant l'aspect de l'émeri. A la surface du liquide on n'observe qu'une légère pellicule tandis qu'il y a au fond d'abondant dépots, quelques fois ramollis, sous la forme d'une masse gélatineuse ou bien pulvérulente.

J'ai avantageusement remplacé pour la culture de ce champignon et pour d'autres aussi, le liquide Raulin, par ce lui de la composition suivante:

Acide lactique 20,00
Glycérine 50,00
Phosphate de soude 0,50
Phosphate d'ammoniaque 3 00
Nitrate de potase 1.00
Sulfate de fer 0.10
Sulfate de magnésie 0 30
Eau 1000.00

Convenablement distribué on le stérilise dan l'autoclave à 120°.

Dans ce liquidé le développement est plus abondant et aussi plus rapide, mais les caractères des cultures dans celui-çi, sont les mêmes decrits pour le liquide Raulin.

Bouillon de vache sans sucre.—Aiguilles longues, soyeuses, blanches répandues dans le liquide; quelques fois, ceci dépend de la température, il se développe sous la forme de glomérules radioformes, ou pompoms, dans lesquels on voit un centre commun duquel partent de nombreux filaments pour former une boule.

Bouillon de vache sucre.—Développement abondant spécialement sur la surface du liquide sous la forme d'un voile b'anc compact, soyeux et condensé, avec de légères proéminences cupuliformes; en vieillisant il tombe au fond sous forme de pellicule ou de masse.

On n'observe dans ce liquide la moindre fermetation, il conserve en plus sa réaction initiale, et on n'observe qu'une légère acidité pendant la période de ramollissement quand la culture vieillit.

Bouillon avec/interverti.—Mêmes caractères que l'anterieur. / *Sucre*

Id. Glucosé id. id. id. id.
Id. Lactosé id. id. id. id.
Id. Galactosé id. id. id. id.
Id. Lactosé avec du Ca O, C, O² id. id. id. id.
Serum de lait id. id. id. id.
Id. id. id. id. id. id. id.
Moût de bière id. id. id id.

3

Sucs de fruits. groseille, coings framboises. Développement abondant avec les caractères indiqués pour les anterieurs.

Bouillon glycériné — Id id.

Brefeld, Lang y Freundereich, assignent á ce champignon la propriété de fermenter, quoique á une faible degré, les solutions sucrées spécialement celles de glucose.

Le fait est parfaitement exact; mais il ne se produit que dans des circonstances déterminées et en raison de causes. que nous étudierons plus tard á ce sujet.

Moyens solides — Dans le *gélose* développement abondant sous la forme de masse cotonneuse d'un blanc brillant.

Gélose au liquide de Raulin et au liq: lactique. — Developppement abondant, avec les mêmes caractères que dans la gèlose.

Gelatine par piqûre, dèveloppement abondant dans le trajet de celle-çi, présentant l'aspect d'une masse soyeuse, compacte intense dans le centre, partant des bords de la piqûre de nombreux et très minces filaments brillants. Dans la partie supérieure elle forme une mase blanche cotonneuse et brillant, de laquelle partent dans toutes les directions et silonant la surface de minces filaments qui forment une sphère.

Aprés un certain temps, souvent la gelatine est légèrement ramollie.

Ensemencé par strie dans la gelatine inclinée les colonies s'observent formées par un point ou centre opaque d'un blanc brillant, et duquel partent de nombreux filaments dans toutes les directions.

Les colonies des plaques de gélatine présentent les mêmes caractères et dont les superficielles sont trés semblables á celles des mucores.

Si on examine ces colonies au microscope avec un petit diamètre (180×200) on pourra voir qu'elles sont formées par des chaines d'oïdiums, et se présentant sous l'aspect de chapelets, ou bien comme des fils contenant de nombreuses perles, placées symétriquement et régulièrement parallèles, comme dans un filament sorti du mycélium; de sorte que, si l'on parcourt en observant spécialement avec un diamètre su-

pèrieur les chaines, on peut remarquer le trajet suc-
cesif du développement des divers éléments dont elle
est composée, depuis les éléments cilindriques plus
ou moins longs, aux fusiformes, et de ceux-ci á d'autres complétement sphériques.

Dans l'éxamen microscopique sur la disposition
d'ensemble dans toutes ces colonies, on voit au centre
un agroupement de filaments articulés plus ou moins
longs et entrelacés. Ce sont ceux-ci qui forment la
partie opaque de la colonie. De celle-ci partent en
tous sens et en forme symétrique des filaments également articulés, libres ou entrelacés, quelques uns
simples, d'autres ramifiés, rigides ou ondulés.

La longitude et l'epaisseur de ces filaments est
absolument variable et dépend de l'âge, et des autres
circonstances relatives á l'aptitude du milieu, tem-
pèrature, aereation, etc., mais les plus gros sont toujours
ceux du milieu de la colonie, tandis que ceux de la
périphérie sont minces, et ceci, en raison de l'éloig-
nement du centre; beaucoup d'entre eux ne sont qu'un
simple filament trés mince, au centre du quel on observe des points brillants.

Mais est c'surtout l'étude de la maniére dont se-
conduit ce champignon, quand on le cultive dans le
lait, qui á pour nous une importance capitale.

En effet: aprés avoir semé, dans les deux premier jours on n'observe rien de particulier, mais
dans la majorité des cas c'est á partir de ce jour
là, que l'on perçoit que le lait commence á se coaguler; cette coagulation commence progressivement,
et se complète le cinquième jour, ou l'on voit de
grandes masses alveolaires de caseine coagulé qui
surnagent dans un liquide transparent, ou qui se
disposent contre les parois du récipient.

Si l'on agite vivement le liquíde, on voit surgir im-
médiatement de nombreuses bulles de gaz qui viennent à la surface du liquide, sur la quelle ils forment
une légére écume blanchâtre; en plus de cela, le liquide présente alors une réaction intensément acidé;
signes évidents d'une fermetatión acide, qui est la cause de la coagulatión de la caseine.

En laissant vieillir cette culture, on peut observer
qu'il se forme á la surface une masse rugueuse hu-

mide en forme de mamelons, gélatineux et légérement teintée d'une couleur jaunâtre. Si l'on agite le
liquide, la masse gélatiniforme s'y répand, et elle se
dissout presque totalement.

Peu de temps aprés, les caillots de caseine se ra-
mollissent et se divisent en grumenaux extrémement
petits, qui s'emultionnent de nouveau dans le liquide
qui retrouve sa fluidité première.

L'intense fermetation produite par cette moisissure
lorsqu'on la cultive dans le lait, et que nous venons
de décrire, attira beaucoup notre attention, car notre
champignon, comme nous l'avons dejá dit, ne nous
produisait aucune fermentation en le cultivant dans
les autres liquides dejá ennoncés, qui ont en eux les
substances fermentescibles du lait; et ce fut alors
que nous nous proposames l'étude de la cause de cette
différence d'action.

Une des causes qui ccntribuait á rendre cette ques-
tión trés intéréssante est: que si l'on séme le liquide de la fermentation du lait dans du bouillon sucré,
lactosé, glucosé etc., il se produit au bout de vingt
quatre heures une intense fermentation, et il se forme
en même temps dans le partie supérieure du liquide,
une masse mucilagineuse, qui rend la surface écum-
euse et donne au liquide une consistance visqueuse.

Ça a donc été ces deux faits, c'est a dire: (1.º la
propriété qu'a ce champignon de fermenter intensément les substances sucrés du lait, propiété qu'il
n'avait pas lorsque ces substances la se trouvaient
dissoutes dans le bouillon, et 2.º celle de fermenter
également avec intensité les solutions de ces substances sucrées, lorsque c'etait le champignon venant
du lait qui les lui semait, c'est à dire, que le champignon acquerait, á son passage par le lait, une proprieté qu'il ne possédait pas avant cela)—le point de
départ de notre expérimentation, et la base de notre
étude.

La première idée que nous sugéra la fermertation
du lait, fut que celle-ci eut pour cause, ou fut plutot
la verification d'une maniére complêtement naturelle
du phénoméne connu sous le nom de *phénoméne de
Brefeld* au sujet de la fermetation que produit le *mu-*

cor racemosus, lorsqu'on l'obligue á vivre dans des conditions *anaérobies* dans les liquides sucrés.

Ce phénoméne, vérifié par Pasteur, fut interpréte par lui dans le sens que, le champignon ayant besoin d'oxygéne pour vivre dans ces conditions, il le prenait de la substance sucrée, produisant alors la fermentatión; ce fút dans cette interprétation que Pasteur fonda le principe général de la fermentatión, comme résultat de la vie sans air; ce principe ci á perdu une grande partie de sa valeur, comme l'ont prouvé Hueppe et d'autres auteurs.

L'explication de la fermentation du lait d'accord avec l'interpretation de Pasteur provenait, du fait que la créme occupant aprés un certain temps de repos, la surface du lait, empéchant le contact de l'air, faisait une couche isolante; il en résultait de cela, une vraie et parfaite culture anaérobienne.

Afin de verifier si réellement cella était la vraie cause de la fermentation, c'est á dire la vie anaérobienne du champignon interpretée dans la forme exposée, je fis donc á ce sujet, des cultures anaérobiennes dans du bouillon sucré, lactosé, galactosé et de la méme façon que dans du serum de lait.

Ces cultures anaérobiennes, furent faites par divers procédés, soit couvrant la surface du liquide, avec de l'huile, vasseline líquide, etc. par le procédé de Buchner et par le vide.

Dans toutes les cultures anaérobiennes, dans les liquides indiqués, le champignon se dévelloppe péniblement, et sans produire la plus faible fermentation.

Ce résultat nous prouva que la fermentation n'etait pas due á la vie anaérobienne du champignon, d'acord avec l'interprétation de Pasteur.

Dans le désir de constater cette cause; puisque en cultivant anaérobiquement l'oïdium dans le serum de lait, bouillon lactosé, galactosé, sucré, etc., il ne produisait méme pas la moindre fermentation; et qu'il se multipliait dans ces conditions lá, quoique moins vigoureux sans de grandes modifications, sauf de légéres modifications dans la forme, j'essayé de la trouver dan un des composants du lait, Je procédai donc dans la forme suivante:

Je fis coaguler 200 ce de lait, au moyen d'acide lactique, accelerée par l'ébullition; ayant separé la caseine coagulée, je la lavai profusément à l'eauchaude, et je l'ajoutai le plus homogénement possible dans un liquide salin, légèrement alcalinisé au moyen d'une solution de soude caustique. Aprés l'avoir distribuée convenablement, ce liquide fût sterilisé dans l'autocla- ve à 125°.

Le serum obtenu par la coagulation du lait fut neutralisé, distribué, et également sterilisé.

Ces deux liquides furent semés avec des cultu- res d'Oidium dans du bouillon lactosé; en le semant en même temps dans de lait rigouresement steri- lisé.

Une fois ces liquides semés, ils furent placés dans l'etuve à la température de 32°.

Dans le premier des liquides, qui présentait un aspect et une opacité laiteuse, on remarquait au bout de deux ou trois jours une sensible diminutión d'opa- cité, qui prouvait une digestión partielle de la caseine; au cinquième jour on remarque sur la surface du li- quide la présence d'un voile rugueux, en même temps qu'une grande clarefactión du liquide à cause de la dissolutión de la caseine, et qu'il à acquis une con- sistance visqueuse.

Si on éxamine ce liquide au microscope aprés avoir coloré la préparation; mais ayant la precautión de laver avant la coloratión, la préparatión fixée avec de la soude faible, ou de l'amoniaque dilué, on obser- ve de nombreux filaments imparfaitement colorés, de diverses longueurs, beaucoup d'entre eux constituent des amas tubulaires, enveloppées dans une substance gélatineuse; on observe aussi de petits élèments de forme bacilaires en navette, plus ou moins ovales et pourvus de petits espaces claires qui occupent, soit le centre ou les extremités.

Si on fait des passages de cette culture dans du bouillon sucré, lactosé, serum de lait, etc, aussi bien aerobiquement qu'anaerobiquement on observe d'abord un trouble dans les liquides, ainsi qu'une légère fer- mentatión; il se forme ensuite dans tout l'interieur du tube et adhéré à ses parois, à guise de fourreau interne, un faible voile, de même que sur la surface du liquide, ou il est plus epais rugueux, friable et produit des reflets de nâcre.

A l'examen microscopique, il présente plus ou moins les caractéres ennoncés pour le liquide avec la caseine; quoi que ceux-ci sont alors plus facilement colorables, et ont une forme mieux définie, et on les observa aussi enveloppés dans une gangue amorphe gélatineuse.

Aprés plusieurs cultures dans les liquides dont nous avons parlé, on peut observer, qu'à mesure qu'on fait de nouveaux passages, aussi bièn le voile supérieur comme les intérieurs sont excesivement mous ou mucilagineux, ces derniers resemblent à des flocons peliculeux gélatinoïdes, et forment, spécialement dans le bouillon lactosé dans la partie intérieure du voile superficiel une gangue mucoide d'une coloration rougevineuse faible.

Semés dans le lait et mise à la température de 32° on la fermente avec · les particularités suivantes : le caillot, est dans ce cas-ci entrémement divisé, de telle sorte qu'il demeure presque emulsioné, et par conséquent different de la coagulation alveolaire dont nous sommes occupés antérieurement ; en plus de cela, on perçoit dans le lait au bout de quelques jours, une odeur spéciale désagréable, semblable a celle des fromages mûrs, particuliérement à l'odeur du Camemberg ; ce lait semé dans les bouillons dejá indiqués, ceux-ci présentent au bout d'une trentaine d'heures, un aspect complétement trouble et une légère fermentation ; le voile qui se forme dans ceux-ci est éxtrémement subtile et n'est pas aussi friable que celui que nous avons décrit antérieurement, si on le rompt en agitant vivement le liquide il tombe au fond du récipient en forme de subtiles pélicules ; ces cultures en vieillissant, s'éclaircissent et présentent un dépot blanchâtre mucoïde.

Le microorganisme de ces cultures là, aprés plusieurs passages dans du lait et du bouillon sucré, se présente sous la forme de petits éléments bacilaires mobiles de 3 u. à 4 u. de long. sur 1 u. á 5 u. de largeur, légérement ovoïdes, naviculaires. isolés ou de deux á deux ou d'avantage d'éléments.

Il absorbe facilement les couleurs d'aniline, le Gram,

ne donne pas la reaction de la granuleuse et est facultatif.

Semé dans la surface de gélose incliné, les cultures se présentent sous la forme d'un voile trés léger, transparent et quelque peu ondulé, qui prend, dans l'espace de quelques jours, l'aspect d'une couche sèche, opaque et quelque peu rugueuse; les cultures par piqúre ne présentent rien de particulier.

Semé dans la gélatine il la fluidifie avec assez de rapidité, de sorte que dans les semences par piqúre la fluidification du trajet de celle-ci, prend une forme d'entonoir.

Les autres cultures de l'Oidium, celles, dans le serum de lait, ne présentèrent ríen de particulier, comparèes á celles qui furent énnoncées á ce sujet; quand aux cultures dans le lait sterilisé, les caractéres sont les mèmes que nous avons décrit; c'est-a-dire, fermentatión intense avec formation de grands coagules alveolaires de caseine, dans un liquide transparent, visqueux dans sa partie supériure, etc, etc.

Donc si l'on fait des passages de ces cultures de l'Oidium dans le lait, au bouillon sucré, lactosé etc on observe dans peu de temps une fermentatión intense; le liquide se présente complètement trouble, et quelques peu visqueux, avec des flocons blanchâtres en suspension, tandis que dans la partie supérieure, et entraineé par l'écume, il se forme une gangue mucilagineuse qui contient des masses cotonneuses.

Au bout de quelques jours, la fermentatión s'arréte, le liquide se clarifie complétement, la viscosité diminue, et aparaît un sediment caséeux qui occupe la partie in/ériure du liquide, celui-ci présente alors une réactión fortement acide.

Si nous examinons au microscope, le liquide claír résultant de la fermentatión du lait, ou ces derniéres cultures décrites dans le bouillon sucré, nous pouvons y observer la présence de hyphes qui ont souffert d'une maniére incomplète une dégèneratión mucilagineuse dans une gangue mucoide.

Dans beaucoup de ceux-ci, dans tout l'intérieur ou seulement en partie, on observe une mince frange formée par des granulations fortement colorables; dans beaucoup de cas on n'observe pas cette zône granuleuse, mais on y voit en échange de nombreux quistes, en forme de sacs colatéraux fortement coloreables, et on y voit aussi quélques uns de ces sacs complétement vides.

On y voit aussi quelques hypes qui conservent leur forme et qui n'absorvent pas la matière colorante, ou bien qui ne le font qu'en certaine parties, en forme de granulations excesivement petites; ceux-ci se présentent comme lignifiées beaucoup d'entre eux sont complétement vides, ou bien contiennent dans leur interieur de nombreux corpuscules relativement petits, qui absorbent fortement la matiere colorante, et qui sont doués d'un intense mouvement titilant pendant quélles parcourent d'une manière vraiment vertigineuse la gaine ligneuse d'un bout á l'autre; on observe en outre de nombreux coccus mobiles, isolés ou disposés en alteres et enveloppés dans une gangue gélatineuse qui ressemble á une capsule enveloppante autant qu'á des formes bacilaires.

Si avec ces cultures on prépare des plaques de gélatine, on obtient surtout á partir du troisième jour, de nombreuses colonies; les unes correspondent á l'oidium incomplétement dégénéré, celles qui sont formées par de faibles et nombreux filaments frisés qui contiennent dans leur intérieur une multitude de granulations refringentes, superposées tout du long des filaments et que l'on voit lorsqu'on examine á 200 diamètres ces colonies, et qui se présentent assez diférement de celles qui procèdent du liquide lactique, ou de celui de Raulin.

Les autres colonies que l'on y voit se présentent sous la forme de petits points blancs, dans l'intérieur ou sur la surface de la gélatine; ces dernières ressortent légérement en un ton blanc mat avéc un trés léger dicroisme bleuâtre.

Examinées au microscope 200 diam:, elles présentent une constitution finement granuleuse, transparentes, et avec un leger ton jaunâtre; celles-ci sont sphériques, reniformes, quelques unes avec un centre en forme de noyau plus obscur, et beaucoup d'entre elles ressemblent á des léucocytes.

En préparant de nouvelles plaques, avec des cultures provennants de ces colonies, aprés quelques

jours on verra que beaucoup de ces colonies déve-
loppées, changent de couleur. et on pourra percevoir
alors des colonies, blanches, et d'autres d'une couleur
jaune de naples et de chrome; et ces différentes couleurs de colonies impressionnent sur le moment, comme si cela etait dù à l'existence de divers microorganismes, mais en examinant avec attention la pla-
que, on voit que les colonies colorées sont seulement
celles qui se trouvent sur la surface de la gelatine,
et dont la coloration prend peu à peu de l'intensité,
jusqu'au jaune doré: tandis que celles de l'intérieur
de la gelatine conservent inaltérables leur coloration
blanche et leur discroisme bleuaîre.

Les microorganismes de toutes ces colonies une
fois examinés, présentent des caractères identiques,
et la cause de leur pigmentation n'est autre que l'influence de l'oxigène de l'air.

C'est un phénomène parfaitement connu que l'influence de l'oxigène dans la production du pigment
dans les bactéries chromopores; car il n'en existe
qu'une seule de celles-ci, le *Spirillum rubrum* Esmarch,
qui le produit anaérobiquement; ceci est dù à la production d'un léucoproduit qui acquiert la pigmentation
sous l'influence de l'oxigene, et c'est dans ce cas-là
que se trouvent les colonies de notre micrococque,
comme me l'ont démontré de nombreuses cultures
dans des plaques, semées de microorganismes provenant de colonies chromogènes; et dans ces plaques
la les colonies superficielles etaient également pig-
mentées, tandis que celles qui se trouvaient dans la
profondeur de la gelatine ne l'étaient pas; outre celá
les cultures dans la gelatine et dans gélose anaérobiques, n'éprouvèrent pas de pigmentation.

Ces colonies se trouvaient être formées par un microcoque de 1 u. 1.3 u. de diamètre, qui se présentent isolés dans les milieux liquides, ou disposés en
altères; celles-ci sont simples, ou doubles en forme
de cistide particulièrement dans certains liquides mucilagineux, décoction de racine de guimauve, cetrarie
et carragahem; absorbe facilement les couleurs à
l'aniline plus fréquemment employés, et se colore par
le procédé de Gram.

Ce microcoque est facultatif, et se développe bien dans les milieux liquides communs, les troublant uniformément, et produisant passés quelques jours, un dépôt blanc de consistance mucoide, au fond du récipient.

Dans les bouillons sucré, lactosé, glucosé il se développe avec une fermentation visible, produisant de l'acide lactique.

Les cultures dans la gélose inclinée présentent les caractéres suivants, de nombreuses et petites colonies rondes blanches légérement humides et brillantes qui deviennent plus tard jaunâtres, quelque peu proéminentes, et avec des bords lisses qui se fondent entre eux facilement, formant alors une couche humide, dont la surface est complétement lisse et d'un aspect cireux.

Comme on pourra voir par ce que nous avons décrit, nous avons séparé du lait semé d'oidium, au moyen de cultures en plaques de gelatine, un microcoques du quel nous vennons d'énumérer quelques caracterès; il était donc important de savoir si celui-ci provenait de la culture de l'oidium employé, par impureté de celui-ci, s'il provenait du lait, par contamination dans les opérations ultérieures, ou s'il provient par la dégénération du champignon; et si celle ci était alors la cause de la fermentation du lait qu on avait observée; objet des opérations que nous vennons d'exposer.

La culture initiale, provenait du liquide de Raulin, et afin de vérifier sa pureté j'ai préparé des plaques de gelatine, dans les quelles je n'obtiens que des colonies d'oidium; dans les bouillons sucrés, sérum de lait etc., semés avec cet oidium je n'ai pu observer la moindre fermentation.

Le lait employé a toujours été rigoureusement stérilisé, et les expériences de controle ont été verifiées un grand nombre de fois, et le résultat obtenu à toujours été le même.

On pourra se souvenir en même temps, que les différentes façons dont l'oidium s'est conduit dans le lait, en rapport á celle des bouillons sucrés, sérum de lait, etc., furent le point de départ de nos investigation, et que pour expliquer la cause de la fermen-

— 44 —

tation intense du lait, nous fîmes quelques opérations, ainsi que quelques considérations: c'est donc
la suite de ces expériences, qui nous a conduit á ces
resultats-ci.

Nous pouvons, isoler également le microcoque, en
faisant succesivement des transports anaérobiques,
dans les bouillons sucrés, au lieu de préparer les
cultures dans des plaques, et l'on peut observer alors
et spécialement lorqu'on emploie á ce sujet du buillon
lactosé, la présence en même temps d'abondants microorganismes de forme bacilaire.

Je me suis efforcé d'isoler par divers moyens, plaques, dilutions, succesives etc., ces formes bacilaires,
et je n'ai obtenu que par ce dernier moyen des cultures assez pures, mais une fois ces formes bacilaires transportées dans la gélose sucré, j'obtenais
les cultures du microcoque.

Ce microcoque cultivé dans le lait, se développe
facilement, la fermentant rapidement, et se conduit
avec une certaine différence, selon que la culture
soit anaérobique ou aérobique.

J'exposerai á ce sujet le résultat de quelques expériences. Plusieurs ballons contenant les unes du
bouillon sucré lactosé, et d'autres du lait, furent
semées avec le micrococus; aprés avoir fait le vide,
dans quelques uns, elles furent placées á l'étuve á la
température de 32º et examinées passés vingt jours.

L'examen de ces liquides lá nous donna les rè-
sultats suivants:

Cultures anaerobiques

1.º Bouillon sucré 2 % acidité dans de l'acide lactique
    pour 1000 cc. . . . . grs. 1, 3016
2.º id lactosé id id id id id id id. . « 1, 0971
3.º Lait id id id id id id id id. . . « 1, 6561

Cultures aerobiques de ces mêmes líquides

1.º Bouillon sucré 2 % acidité dans de l'acide lac-
    tique pour 1000 cc. . . . . . grs. 1, 5187
2.º id lactosé id id id id id id id. . « 1, 3741
3.º Lait id id id id id id. . . . . « 4, 5560
Quoique il existe de legères différences dans les

numéros 1 et 2 dans la culture anaérobique, ou aérobique, celle-ci ne peuvent avoir réellement d'autre signification que celle d'une influence favorable de l'oxigène sur la fermentation; en échange dans lés avec résultats obtènus le lait anaérobíque, ou aérobique outre la grande différence dans l'acidité, on peut voir que dans les cultures anaérobiques, il y a une production visible, d'autres acides organiques (butyrique propionique etc); car il se dégage de celle-ci l'odeur du frommage Camenberg, et dont nous avons parlé en nous occupant du bacile.

Comme les caracterès décrits du micrococque, s'accordent avec ceux du Staphylacoccus cereus flavus, une des diverses races des staphylocoques pyogènes, je fis quelques inoculations dans des animaux de petite taille, afin de verifier son pouvoir pathogéne.

J'ai fait la même chose avec le bacille, obtenant avec les deux des résultats négatifs; mais en tenant compte que dans les microorganismes la virulence est extrèmement fragile, et en considérant aussi comme insuffisantes les expèriences par nous faites jusqu à present je laisse cette question là pour le moment.

Je m'arrete un moment dans l'exposition de mes expériences, pour faire, avant de la continuer, quelques considérations qué sont d'après nous d'une importance capitale.

Maintenant, en résumant ce qui a eté exposé, nous voyons qu'il a eté obtenu un microcoques et un bacille, tous deux, ferments lactiques, avec quelques différences dans leurs caractéres biologiques, provenant de *l'Oidium lactis*, grâce à l'influence de certains Milieux, et dans des conditions déterminées.

Ces considérations là, ou plutôt l'étude spéciale de la céllule, et les deductions logiques qui s'en détachent, nous est imposée par les résultats expérimentaux, ainsi exposés sans coméntaires, qui quoique compris dans des limites et des idées absolument scientifiques, peuvent, á première vue paraitrè douteux, spécialement, si on le regarde en s'attenant á l'idée actuelle sur ce sujet, particulièrement á la majeure partie des pathologistes, et fils d'erreurs dans mes observations, ou bien ocasionés par des fautes

imperdonables de technique, contaminations postérieu-
res, ou l'emploi initial de cultures impures.

C'est en prévision de ces possibles et injustes
imputations, ou plutôt prematurées, que je répète
maintes fois mes expériences, en les ordonnant méthodiquement, et comme il convient de la faire, les
entourant de soins rigoureux, afin d'obtenir la certi-
tude la plus absolue des résultats obtenus.

Heureusement la technique bactériologique nous
offre aujour d'hui, de telles sécurités, qu'elles excèdent
même, pour satisfaire les raisonnements les plus exi-
gents et rigoureux, et pour que les résultats que l'on
obtienne avec elle, lorsqu'elle est bien employée, puissent se considérer absolument réels et hors de toute éspèce de doute; mais sans cela même, nous trouverons
la preuve incontroversible, comme digne corolaire, des
résultats expérimentaux, dans l'explication scientifique
des faits, ou plutôt des causes et phénomènes qui nous
y ont conduits.

J'ai considéré pour cela qu'il etait avant tout né-
céssaire d'étudier le champignon ou soit la cellule
d'une manière complètement particulière et dans la
mesure de mes moyens d'en étudier le plus pro-
fondément possible, la structure, la multiplication, et
la biologie relative á ses conditions d'existence.

Ce sont donc ces considérations primordiales qui
nous ont guidé dans ce propos-ci.

Exclue de cette étude la cellule nucleè, dont le procés de multiplication *Karyokinésis*, est connu, il existe
avec la anucleé des points essentiels ou généraux de rapport.

La cellule en général, pour simple qu'elle soit, est
donc, une individualité, formée par une agregation de
mollécules ou de particules hétérogènes, ou rudiments
embryonnaires qui dans leur développement se dirigent
a un plan parfaitement définis, avec une fonctionnabilité propre, mais en une intime et indispensable corrélation, à un objet commun, qui est la conservation de la
vie de l'ensemble.

Cet ensemble de agrègats est toujours complexe dans
un grade de relativité, qu'on le traite pour l'ensemble
pluriembryonnaire ou pour chacun des éléments qui en
dérivent; c'ést-a-dire: l'ensemble pluriembryonnaire est

complexe par rapport aux éléments différentiels ou spécifiques qui le constituent, et ceux-ci le sont à leur tour
par rapport aux agrégats invisibles ou particules qui les
forment.

Il existe en plus une corrélation parfaite dans le développement de ces agrégats, dans les ensembles plus ou
moins complexes ; celle-ci est forcée et ses bases pri-
mordièles doivent se trouver dans la création, l'individu
et le milieu, et de là le rapport de celui-là à celui-ci
comme aptitude de longévité, résistence naturelle, multiplication, et aux necéssités inhérentes à la vie, assimilation et désassimilation.

Ceci établi, nous étudierons la morphologie et l'organisation de cette cellule.

Dans mon antérieur mémoire, de même que dans la
premièr partie de celui-ci nous avons dit que la forme
des éléments cellulaires, extrèmement variable est toujours la fille des conditions physiques du milieu.

Maintenant : il est nécessaire avant tout d'établir certaines exceptions qui sont d'une importance capitale
dans des études de cette nature : en effet, en dehors des
modifications morphologiques imprimées dans la cellule par les conditions physiques du milieu, il en existe
d'autres, qui, dans la cellule végétale, autant que dans la
cellule animale, correspondent aux périodes de transition de la vie à la mort ; ces périodes se manifestent
avec multiplicité dans de nombreux cas par des caractéres visibles.

Il est donc nécessaire d'étudier d'abord les variations
qui sont propres au cycle morphologique de développement, depuis la période initiatrice jusqu'à celle de de-
clin, etc., par texture organique celles qui dépendent
exclusivement du milieu, et celles qui sont occasionnées
par des agents chimiques, ou même physiques, qui
attentent à la vitalité ou autres, à fin de pouvoir en observant, établir les types que l'on doit considérer nor-
mals et ceux que l'on doit considérer anormals ou pathologiques.

Effectivement : c'est en tenant compte de ces principes, qu'en observant ces cellules qui ont supporté une
vie pénible produite par n'importe laquelle des causes
qui peuvent influer dans leur organisation, nous révèlent autant dans l'examen micrographique que micro-

chimique des caractéres que nous rapportons a des types pathologiques ou dégénérés.

Nous avons maintenant dans notre cellule, trois types morphologiques principaux: le sphérique, le quadrangulaire et le filámenteux; le sphérique appartient aux milieux solides; le quadrangulaire et le filámenteux aux milieux liquides: nous avons déja. parlé du sphérique et du quadrangulaire et je ne crois pas qu'il soit nécessaire d'en parler, l'ayant déja expliqué dans mon mémoire antérieur; je ne parlerai donc que du filamenteux.

Il est surtout deux choses, qui sont les facteurs principaux de la production de cette forme, et ce sont la chaleur et la faute d'oxygène.

L'étude de l'influence de la chaleur dans la végétation de ce champignon, en dehors de son action générale indispensable au développement de tous les êtres, nous pouvons le reférer aux températures.

Les températures limites nécessaires et les compatibles à la végétation, peuvent être estimées aproximativement entre 5° comme minimum et 40° comme maximun; entre ces températures extrêmes il en existe une moyenne, qui parait être la plus favorable au développement qui oscile entre 25 et 30°.

De sorte que, en partant de cette température moyenne, soit au dessus, soit au dessous, la végétation décroit progressivement; et l'influence est beaucoup plus intense, lorsqu'il s'agit de monter, et a mesure que l'on approche de la limite maxime. Outre cela dans l'influence des températures, il est necéssaire de savoir que celles-ci opéreront avec plus ou moins d'énergie, suivant l'emploi brusque ou progréssif que l'on en fera dans beaucoup de cas.

Pour cette cellule végétale il existe des relations directes dans sa morphologie et fonctionnabilité avec les températures.

Dans les températures relativement basses de 15° á 20°, quoique la multiplication soit relativement lente les éléments acquièrent un volume deux fois plus grand que le volume des éléments obtenus avec la température moyènne, ou d'intensité végétative et exubérante multiplication.

Dans les températures supérieures á la moyenne, ou

même dans celle-ci, lorsque le champignon se développe dans l'intérieur du liquide, ou hors du contact de l'air, les éléments acquièrent des formes filamenteuses ; alors la végétation se présente sous la forme de glomérules rayonnés, formés par de nombreux filaments. Dans la même forme se developpent dans cettes circonstances, d'autres champignons, en observant alors que celles-là qui produisent des pigments, ceux ci dû á l'absence de l'oxygéne ne se produisent pas, et que lorsque le dèveloppement, se fait á cette température en présence de l'oxygène les pigmentations que l'on observe, varient selon la température.

Dans ces conditions de températures supérieures à la moyenne, on perçoit à l'examen microscopique ces minces filaments avec des cellules endogénes non dévcloppées (spores) indiquant la periode premonitoire de la destruction des parties végétatives, phénomène que nous appelons sporulation.

Les éléments végétatifs aériens, sont dans ces conditions-là petits et retrécis ou ratatinés; dans les champignons pigmentés, la pigmentation est pâle ou fugitive (Penicillum, Aspergillus, etc.).

Pendant la croissance, sous la forme de filaments, constitués par des éléments cellulaires superposés et semblables, ils se multiplient endogèniquement dans la forme la plus simple. Ceci arrive aussi pour d'autres champignons qui peuvent acquerir des modifications de structure qui les rendent plus complexes. (Penicillum, Aspergillus, etc.), la fructification de ceux-ci dans ce cas peut être appelèe indirecte ; puisque ce n'est pas dans ces condition-là que se forment les organes de la fructification, dont nous nous servons pour les caractériser.

Cette absence dans la formation des organes de la fructification, pourrait je crois s'expliquer de la manière suivante.

Etant donné que le champignon vit dans l'intérieur du liquide, le milieu est uniforme, en rapport, avec les éléments, soient-ils pris individuellement, ou bien en relation avec les collectivités, de telle façon qu'il existe unité dans l'ensemble, et de l'équilibre dans l'action de fonctionnabilité réciproque.

4

Dans la vie aérienne, les cellules qui s'originent, par renouvellement incessant, et par prolongation de celles qui se trouvent en contact avec les substances nutritives ; au fur à et mesure qu'elles s'éloignent de celles-ci en se produisant successivement superposées, et en se dirigeant en haut, elles se modifient dans leur développement et structure, par adaptation au moyen aérien et à la vie collective ; car dans ce cas là, ce ne sont pas toutes les cellules qui superposées constituent le vegétal, se trouvent dans les mêmes conditions, car celles qui occupent la partie supérieure dépendent dans leur nutrition de celles qui occupent la partie inférieure et qui se trouvent en contact avec la substance nutritive ; et se sont ces modifications d'adaptation dans la vie d'ensemble, dans ces conditions là, la cause de la formation des organes de fructification et de la pigmentation, qui nous servent pour les caractériser.

Je crains ne pas être suffisamment compris dans cette question, et peut-être qu'en employant une manière plus brève celà soit plus facile ; nous voyons par exemple un Aspergillus, qui se trouve constitué dans l'intérieur d'un liquide, soit par des filaments formés par des cellules allongées égales et superposées, ou bien par cellules torulacées se reproduisant en cellules semblables et dépourvues de pigmentation ; ces cellules là transportées sur la surface d'un milieu nutritif quelconque, produiront également des filaments composés par des cellules superposées ; mais dans ce cas ci, elles seront inégales de plus en plus differentes, au fur et à mésure qu'elles s'intérnent dans l'air, et elles nous produiront alors les extremités globeuses avec leur série de stérigmates et conidies, de même que la pigmentation.

Les modifications de structure, s'expliquent donc par l'adaptation du développement d'ensemble, sous differents milieux, dans les parties de cet ensemble, et de la l'exactitude du principe de Mirbel antérieurement ennoncé, ainsi que dans la plante les parties qui vont dans la terre se modifient dans leur structure et leur fonctions, d'une manière diverse de celles qui se dirigent dans l'air et la lumière.

Et c'est ainsi que lorsque nous plantons une bouture, (ou branche) indifféremment par n'importe lequel des deux bouts, l'extrémité qui plonge dans la terre nous donne la racine, tandis que celle qui se trouve á l'air nous donne les parties vertes, etc.

Ceci étant établi, les différences dans la pigmentation, et celle-ci même s'expliquent par cette cause, et l'action des températures élevées sur celle-ci, par une diminution d'activité du dédoublement des leucoproduits, d'origine protoplasmique, qui produisent le pigment sous l'influence de l'oxygène; on peut faire les mêmes observations relatives á l'action des radiations lumineuses, soient-elles caloriques ou lumineuses, il m'est pour le moment, impossible d'en parler.

Mais je considère avant tout indispensable de connaitre la structure et la multiplication de la cellule pour que nous puissions nous rendre compte exactement de l'influence de la température, aussi bien dans l'augmentation que dans la réduction du volume des éléments.

Nous pouvons pour celà prendre une cellule jeune de l'oidium; en l'examinant nous la voyons formée par une substance azotée de nature albuminoïde, composée par de nombreuses granulations brillantes et de consistance plastique; cette substance se trouve limitée dans l'espace, par une très légère zone transparente, *surface de tension.*

A mesure que cette cellule se développe, nous pouvons observer que sur cette *surface de tension,* ou plutôt sur toute la surface, il se forme ensuite une enveloppe ou zone hyaline, qui est la membrane, celle ci ne présente pas les réactions de la cellulose proprement dite, mais elle lui ressemble énormément, c'est a dire que c'est une forme condensée de celle-là, et que l'on dénomine méta-cellulose ou fongine.

En déduissant par analogie avec la cellule des végétaux supérieurs, celle-ci se forme par un procès d'intussusception du protoplasma á la périphérie, soit de particules protoplasmatiques modifiées, ou bien particules spécifiques qui se trouvent mélées au protoplasma.

Une fois celle-ci formée elle se présente légèrement cornée, spécialement lorsque la cellule vit au contact de l'air, ou dans des liquides acides; elle est plus molle lorsqu'elle vit dans des liquides alcalins, et souffre spécialement deux genres de modifications : la mucoïde et la cuticuler ou la ligneuse.

Ces deux modifications son essentielles, l'une á la multiplication, l'autre á la résistance naturelle.

La première s'observe surtout dans le procés de la multiplication, et se produit *normalement* dans le vieillissement de la cellule ; la seconde s'origine dans des circonstances déterminées de danger pour la vitalité, comme moyen naturel de défense ou de résistance.

Nous nous sommes déjà occupés des réactions microchimiques de la membrane ; celle-ci n'absorbe pas les matières colorantes, et elle le fait seulement et d'une manière assez faible dans les cas de dégénération incomplète ; elle produit aussi d'autres phénomènes biologiques dont nous parlerons le moment venu.

La substance albuminoide ou granuleuse, est la matière vive comme l'a nommée l'illustre physiologue Claude Bernard. Nous avons parlé de sa composition, de même que de la manière dont elle se conduit avec les réactifs microchimiques.

Ces petites granulations, seraient pour Naegeli et Sirendener, de petites parties solides isolées, relativement immuables et invisibles, et de structure cristaline en suspension dans l'eau.

L'organisation et la croissance de ces granulations résident, á notre idée, dans la continuation d'une série de phénomènes d'intussusception ; produits par des déséquilibrements molléculaires, entre celles-ci et le milieu, et par des réactions chimiques, dues à un incessant renouvellement de ces éléments ; de sorte que les énergies des éléments en conflict, seraient mises en liberté au moment des réactions chimiques, celles qui seraient á leur tour utilisées pour l'augmentation et le renouvellement des parties organisées, c'est-à-dire pour la synthèse d'organisation.

Voici donc plus ou moins, ce qui constitue la vie manifeste.

L'illustre physiologue Claude Bernard nous donne la définition de la vie, des deux façons suivantes.

La vie est la création, et dans la forme paradoxale *la vie est la mort.*

M. Le Dantec dans son nouvel ouvrage *Nouvelle Theorie de la vie,* considère absolument érronée cette dernière définition, mais son argumentation pour le démontrer ne nous parait pas suffisante.

Il est évident que la première des deux définitions est en contradiction visible avec la seconde. En effet si la vie est la création, et la vie est la mort, la mort est la création, lorsque en échange la mort ne crée réellement rien, elle est physiquement *l'inertie*; la substance morte est la substance inanimée, et se trouve dès l'ors sujette aux éventualités de celle-ci.

Mais si nous approfondissons la pensée de l'illustre physiologue, si nous parcourons ses œuvres monumentales, nous trouvons l'explication de cette dernière définition, prouvant que la destruction est la condition indispensable de la rénovation, et que les phénomènes qui y contribuent nous manifestent la vie.

Certainement cette phrase contient une profondeur de conception inestimable, puisqu'elle nous enseigne l'essence des phénomènes biologiques; que ceux-ci ont besion de la destruction pour se produire, et que les énergies apportées par les éléments en action effectuent le renouvellement; mais d'un autre côté c'est une confusion lamentable entre la cause et l'effet, apparemment inséparables, bien entendu que nous le comprenons ainsi et que nous le disons sans que cela signifie un manque de vénération â cet illustre maître.

Nous entendons que la mort est dans la rigoureuse acception du mot, l'inaptitude absolue aux phénomènes de destruction et de synthèse de la matière organisée.

Un exemple peut nous donner une idée exacte de comment peut être considerée cette question, voyons par exemple le phénomène de la *combustion*.

Pouvons-nous nommer êtres vivants, les matières combustibles, qui dans des conditions déterminées, en présence de l'oxygène (milieu), occasionne une série de phénomènes physico-chimiques, la combustion (vie, vie manifeste) devant forcément pour que ces phénomènes se réalisent, que la matière combustible se détruise, mettant en liberté ses énergies, sous la forme de chaleur et lumière, passant ensuite á matière incombustible (morte).

L'exemple est précis: une matière se combustionant, devient incombustible, un être vivant d'une façon mánifeste, se détruit, avec la différence qu'il se renouvelle en même temps, parce qu'il utilise les énergies de la déstruction dans la reconstruction; mais le produit de la combustion n'est plus apte á la produire nouvellement, tandis que les éléments renouvelés le sont, et la mort se produit, lorsque ces phénomènes ne se produisent plus, et ne se produiront jamais.

De sorte, que nous ne définissons pas la combustion, disant que la combustion est l'incombustibilité, quoique celle-ci soit la conséquence forcée de celle-là; la combustion est le phénomène physico-chimique réalisé par la matière combustible dans l'oxygène, comme la vie manifeste les phénomènes physico-chimiques réalisés par l'être et le milieu, qui ont pour résultat l'organisation.

Malgré cela, la phrase du grand maître de la physiologie doit être respectée considérée abstraitement, et dans la forme figurée que lui même nous explique dans ses œuvres.

Par conséquent, le renouvellement intime et individuel de la matière vivante, s'impose comme une condition forcée de la vie manifeste.

Et quant aux objections que fait M. le Dantec á Claude Bernard, disant que la définition exposée est seulement applicable aux organismes pluricellulaires, et pas aux monocellulaires, je m'en occuperai bientôt, et j'essaierai de le prouver au moins dans notre cas particulièrement, ce ne sont pas des exceptions aux lois de la physiologie qui règnent à l'organisation (naissance, croissance, réproduction et mort).

Après cette exposition, et avant d'entrer dans le sujet, je me permettrai de tenter une définition de *l'être*, la *vie* (latente et manifeste). la *mort* et *l'individualité*.

Être c'est un ensemble d'éléments organisés définis aptes pour produire dans un milieu aussi défini, une série de phénomènes physico-chimiques indispensables à l'objet qu'ils constituent.

La vie est cette série de phénomènes physico-chimiques réalisés par l'être et le milieu, qui tendend vers l'équilibre.

Ces phénomènes physico-chimiques effectués par l'être et le milieu lorsqu'ils se produisent en formede déséquilibres coordinér, ont pour résultat l'organisation *(vie manifeste)*; en échange quand ceux-ci se produisent d'une manière absolue et rigoureusement compensée, l'organisation demeure stationnaire *(vie latente) l'être* est alors suceptible de produire lés phénomènes de la vie manifeste dans des circonstances déterminées.

La *mort* est la perte absolue dans *l'être*, de la propriété de produire les phénomènes de la *vie latente* et *manifeste*.

Lorsque certains caractères perceptibles de cet ensemble d'agrégats persistent, avec l'exclusion de la rénovation incessante molléculaire, c'est *l'individualité*.

Ces dissertations, paraitront á première vue extemporanées; mais il ne faut pas oublier quelles sont nécessaires, vu l'importance et la trascendance du sujet a traiter

Nous avons dit que nous essaierions de démontrer que la cellule que nous avons étudiée n'est pas une exception aux lois physiologiques, du renouvellement intime et individuel, comme condition forcée de la vie manifeste comme l'on prétend que sont tous les organismes monocellulaires, et que ceci prouverait l'exactitude de la conclusion suivante sur les phénomènes de la vitalité de l'illustre Claude Bernard.

«Ces lois sont applicables a n'importe la quélle des formes que la vie puisse revêtir: la complexité, ou la *simplicité* des formes».

La limitation quoique variable, de la vie individuelle dans le temps et l'espace, est un fait indiscutible.

Je citerai á ce sujet cette brève et profonde conception de Jean Müller.

Les corps organisés sont mortels, tandis que la vie avec une apparence d'immortalité se conserve d'un individu á l'autre; ce qui vaut dire, la vie d'un individu est continuée par son déscendant.

L'exactitude de l'idée que nous venons de transcrire, nous évite les commentaires sur la périsibilité par *mort normale* des êtres supérieurs ou multicellulaires.

Mais cette loi, si évidente, si indiscutable, ne serait pas un attribut commun á tous les êtres de la nature; car elle ferait une exception d'après les idées actuelles, en ce qui a rapport aux monocellulaires.

S'il est vrai que ces derniers ne sont pas immortels dans le sens absolu du mot, puisqu'ils meurent par des causes déterminées, ils le seraient quand á la *mort naturelle*, á laquelle sont sujets les multicellulaires.

A notre avis, il est vraiment difficile de comprendre

en principe l'existence d'exceptions, dans ce que nous établissons comme des lois naturelles.

Mais d'un côté, la divisibilité de l'individualité des êtres monocellulaires peut être phylosophiquement discutable, à cause des difficultés qu'en présentent l'étude et l'observation, par l'éxistence de la mort en eux par des causes étrangères, de même que les multicellulaires, étant pour cela même suiets à la même loi; quoique nous considérions comme Claude Bernard la nécessité du renouvellement intime et individuel comme une cause forcée de la vie manifeste, et comme principe général d'une organisation quelconque, simple ou complexe. Mais comme d'autre part, la question est difficile et excessivement importante, il faut pour la résoudre une prudence extrême, qui nous oblige à respecter entièrement les opinions actuelles, dans les cas où il ne s'agit pas de la cellule que nous avons étudié.

Nous en étions restés à notre exposition sur le developpement de la cellule, dans le procès de la formation de la membrane, étudiant aussi quelques unes de ses fonctions; nous fîmes en même temps quelques considérations sur le protoplasme, ou soit la partie essentiéllement vitale.

En continuant donc l'observation, nous pouvons apprécier dans la cellule, qu'arrivée à un developpement donné, il se forme dans sa partie interne, spécialement dans le centre une vacuole.

Lorsque cette vacuole a obtenue une taille qui nous permet de préciser parfaitement en elle et en son contenu, nous voyons qú'elle contient un liquide légèrement jaunâtre, et l'on perçoit aussi dans ce liquide quelques petits grains, excessivement mobiles, qui en colorant la cellule absorbent avec une force extrême la matière colorante.

Si l'on continue l'observacion, ou si on examine attentivement d'autres cellules, on peut voir que ces grains augmentent de volume, et qu'ils arrivent non seulement à occuper l'espace de la vacuole, mais aussi qu'ils limitent ou reduisent chaque fois d'avantage la zône parietale granuleuse, qui finit par disparaitre, et il ne reste alors qu'une zône claire légèrement différente de la membrane proprement dite.

Comme il est facile de comprendre, ces corpuscules,

en se developpant pour occuper toute la cavité qui correspondait à la cellule primitive, acquièrent la forme qui leur est susceptible, étant donnée la nature plastique de la substance dont ils sont constitués.

De telle sorte, que comme la forme des cellules varie, varie aussi la forme de la vacuole, ainsi, si les corpuscules sont arrondis au premier moment, grâce à la densité du liquide qui les contient, celui ci disparu, ils occupent toute la cavité de la vacuole et acquièrent celle de la zone pariétale enveloppante, d'accord avec son nombre et position, ainsi que, s'il s'agit d'une cellule sphérique et les corpuscules developpés sont deux, au moment d'arriver son développement au contact de la zône pariétale, ceux-ci s'arrondissent d'avantage dans toute la surface de celle-ci, ou de contact à celle-ci, et par la raison même de la plasticité; en échange, les deux corpuscules vont s'applatissant dans leur point de contact par compression réciproque.

Cet exemple est aplicable an'importe quel nombre de corpuscules, et est parfaitement comprehensible dans sa cause et dans sa forme; mais malgré cela je m'en occuperai encore et plus attentivement, lui trouvant de l'importance.

Ce que l'observation nous enseigne étant établi, il est forcé que nous essayons de l'interpréter.

J ai cru convenable, pour étudier le phénomène de la multiplication d'une manière compréhensible, établir, ou plutot diviser la cellule dans ses parties les plus importantes.

Nous nommerons *plasmogène*, la substance fondamentale, *metaplasma* ou *fongine* la membrane, *plasma* ou *jus-cellulaire*, le liquide contenu dans la *vacuole;* nous nommerons cette *vacuole, cavité germinative,* la paroi qui limite la cavité germinative du plasmogène sera nommée *zone prolifique,* et les grains qui s'originent dans celle ci, *corpuscules embryonnaires.*

Avec ces notions, interprétons l'observation : nous avons vue qu'en même temps que la cellule forme par un phénomène d'intussusception son involture extérieure ou la membrane, soit de particules protoplasmatiques modifiées, ou bien des particules spécifiques pre-éxistentes et melées au protoplasme ou plasmogène.

D'autre part, une fois que la céllule a acquis un certain

developpement, que nous nommerons période apte pour
sa multiplication, il se forme à son intérieur une vacuole, ou la *cavité germinative* se remplit d'un liquide jaunâtre, *jus cellulaire* ou *plasme ;* dans la zône qui limite cette
cavité du plasmogène il s'origine aussitôt de petits cor ·
puscules excessivement mobiles *(corpuscules embryonnaires*
qui se développent dans l'intérieur de la vacuole) et c'est
pour ce motif là que nous la nomâmes *cavité germinative.*

Ces corpuscules formés dans la *zone prolifique*, par un
procés, nous ne savous pas le quel, conjugaison de mo-
lécules organisées, (?) en se developpant dans la cavité
germinative, se nourrissent aux dépens du liquide que
nous appelons*plasme*, et que la cellule mère lui fournit;
de telle sorte que dans cette vie intracellulaire, tout en
juoissant d'une vie en quelque sorte autonome dans la
cavité germinative, ils profitent non seulement des éléments nutritifs, mais aussi de la chaleur necéssaire à
leur développement et a leur vitalité, fournie ainsi par
la cellule mère.

Ce fait présente dans sa forme et son principe une
analogie absolue au procès de la gestation de tous les
êtres organisés.

Lorsque le plasme est achevé, dans des cas comme le
présent, que la paroi cellulaire a de la consistance, soit
par sa nature, ou bien par un principe de coagulation,
ou de lignification, comme il advient dans ces circonstances défavorables à la vitalité, où se produit l'esporulation, la résistence que cette paroi oppose, empêche
que les nouvelles cellules générées soient expulsées par
le procès nommé de gemmation, lorsque la célulle
est ronde; puisque lorsque la céllule est cilindrique et
sa membrane flexible, le développement endogénique
des céllules jeunes produit l'élongation de la cellule
mère, dans la forme où nous l'avons dit dans notre antérieur mémoire.

Ainsi donc ces cellules jeunes, produites endogéni-
quement, continuent leur développement dans l'intérieur
de la cellule mère, au dépens de la substance organisée
de celle-ci, qui d'une façon indirecte se transforme en
une substance transubstante; ou de réserve, grâce à une
influence particulière des nouvelles cellules, qui constituent à leur tour leur correspondante membrane.

Cette substance de réserve, serait absorbée par un

procés de contigüité, de telle sorte qu'une fois achevée, ces céllules jeunes resterait enveloppées seulement par la membrane de la cellule mère.

Le procés ultérieur, dépendrait des conditions du milieu; dans quelques cas cette membrane, par désécation produit une sorte de lignification, et produit alors un asque leigneuse, transparent, et dans lequel on aperçoit les céllules jeunes auxquelles elle sert de protectrice.

Cette membranne ainsi pour dire lignifiée, par une légère hydratation, se rompt et laisse libre les cellules; dans d'autres la membranne (Moyeus liquide: et qui est ce que nous pouvons appeler procés normal), au lieu de se lignifier, souffre une dégénération mucilagineuse qui laisse également les cellules en liberté, enveloppées pendant les premiers moments, dans une gangue gélatineuse, — étant ainsi que se constituent les amas ou *zoogleas*.

Ces derniers faits présentent également une analogie avec ceux du développement de l'embryon dans les végetaux et dans les animaux; le premier germine dans la semence aux dépens du endosperme qu'il absorbe peu à peu, de même que ce qui se produit avec le vitellus dans l'embryon des animaux.

Ceci nous explique en même temps, l'esporulation, et la raison pour la quelle lorsqu' une céllule se multiplie, dans des conditions normales, la céllule générée a la même forme et les mêmes atributions que celle qui l'origine.

Les saccaromycettes nous présentent un exemple clair; lorsque ceux-ci se multiplient dans des milieux liquides neutres, ou trés légèrement acides, dans des conditions de température qui facilitent l'hydratation du protoplasma, la cellule originaire s'hydrate également et se détend facilement dans la cellule mère, étant pour cela même facilement expulsable (gemmation) grâce a la facilité avec la quelle se romp, ou est poussée la membrane.

En échange lorsque la turgescence du protoplasma diminue par des causes dues au milieu, température, acidité exagérée, etc., la cellule originée est retenue.

Le mécanisme de la multiplication est alors semblable à celui qui se présente dans les milieux solides: il en est ainsi pour l'oïdium à cause de la force de sa membranne; dans ce cas-çi les cellules endogénes, ne peuvent se hydrater et se nourrissent des éléments de la céllule mère, demeurant par conséquent, si l'on peut dire, *condensées,* de telle sorte qu'elles restent libres seulement par rupture complète ou par dégénération de la membrane.

La formation de ces cellules condensées (ou *spores*) doit être commune à tous ces organismes monocellulaires ; car le fait que beaucoup ne le produisent pas apparemment, n'a pas une valeur suffisante pour établir une exception dans des organismes d'une même nature, a moins que le spore n'ait qu'une signification d'une valeur relative, a cause de sa résistence aux divers agents physiques et chimiques, qui est certainement bien différent, non seulement entre ceux d'un même microorganisme, mais aussi entre ceux de microorganismes différents.

De sorte que l'esporulation et l'élongation des céllules se transforment en filaments, sous l'action des températures élevées dont nous avons parlé antérieurement, s'explique parfaitement par un procés de coagulation incomplète ou modification dans la composition de la membrane qui rend l'hydratation de la céllule plus difficile, en empêchant par conséquent le fonctionnement du protoplasma.

Le phénomène inverse, c'est à dire, l'augmentation considérable du volume des cellules, qu'on observe dans les liquides à des températures moyennes s'explique également, les phénomènes osmotiques sont facilités par l'état de la membrane ; de telle sorte que le protoplasma s'hydratant et devenant turgescent, détent la membrane ; et c'est dans ce cas que se produisent facilement les ramifications ; puisque les cellules endogèniquement produites, poussant latéralement, emportent avec elles, et retiennent la membrane.

Un second procés de multiplication, ou plutôt de renouvellement, s'observe dans ces cellules, surtout dans les cas où ayant considérablement augmenté de volume, la zône plasmogènique se réduit par des causes spéciales, a constituer une mince zône pariétale ; il est possible que ce moyen soit destiné à assurer aussi la perpétuité de l'éspèce.

Dans des circonstances spéciales, et particulièrement dans les cas où les céllules ont acquis un gran développement, il arrive que lorsque le liquide devient impropre à la vitalité, pour une circonstance quelconque, la zône plasmogénique occupe une légère épaisseur, contre la membrane, de telle sorte que la cavité germinative est alors excessivement grande et complètement vide. Dans ces conditions-çi la paroi prolifique continue a produire des corpuscules embryonnaires, qui ne pouvant germiner dans la cavité germinative, celle-ci se trouvant complètement vide, demeurent immobiles et collés aux parois, jusq'a être complétement réabsorvés, il se produit donc ainsi un procés complet de renouvellement.

On observe souvent dans des pareils cas, que par fusion de deux ou d'avantage de corpuscules situés dans des parois opposées, il se forme d'abord une sphère qui l'ors qu'elle touche les parois est réabsorbée par celleci et il se forme alors une cloisson biconvexe, de sorte que la cavité primitive se trouve divisée en deux ; dans cette cloisson continue aussi le renouvellement, de même que dans la face interne de la zöne plasmogénique, de la quelle elle est arrivée à faire partie par la fusion ; ce renouvellement est égal par conséquent dans les deus faces concaves de la cloison ; de telle sorte que dans l'interchange, il se forme dans celle-là une ligne moyenne, qui se détruit ensuite; on observe alors une division.

Peut-être qu'il existe dans le principe et dans le sens général de l'analogie, parmi ce procés ci et celui que a été étudié par Hildebrand, dans quelques plantes annuelles, qui deviennent vivaces à cause des phénomènes des renouvellements partiaux, dûs à la production de bourgeons ou pousses de céllules jeunes, qui conservent les éléments vieux leur proportionnant de la vitalité.

Il résulte donc de tout ceci, que le *renouvellement intimé et individuel, est la condition forcée de la vié manifeste,* comme ce sont aussi à notre avis les phénomènes en forme de *déséquilibres coordinées, la condition forcée* de l'acroissement, comme nous l'avons dit antérieurement.

Nous sommes aussi d'avis, que la limitation de la vie individuelle dans le temps et l'espace, a pour base les principes que nous venons d'exposer; et c'est d'accord avec eux que nous en essaierons l'explication.

Weismann à ce sujet, bien entendu qu'il s'agit des organismes pluricéllulaires, après avoir divisé les céllules de ceux-ci en somatiques et germinatives, et après de multiples et diverses considérations nous dit :

Si nous nous demandons quel est le moyen par lequel la prolongation, ou le raccourcissement, se produisent, nous sommes d'abord renvoyés à la sélection. Comme toute qualité corporelle est soumise à des oscillations individuelles, il en est de même pour la durée de la vie ; nous savons d'ailleurs par l'homme, que la longévité est héréditaire ; aussitôt que les individus d'une espèce ont un avantage dans la lutte pour l'existence, ils forment peu à peu la race dominante.

J'usque-là la chose est tout à fait simple, mais ce n'est là que le mécanisme extérieur, et on se demande quels processus intérieurs l'accompagnent et le rendent possible.

Ceci nous amène alors en droite ligne à un des problèmes les plus ardus de toute la physiologie, vers la question de savoir quelle est la cause de la mort. Car ce n'est que lorsque nous saurons par quelle raison il faut que la mort normale arrive, que nous pourrons chercher par quelle raison elle arrive plus tôt ou plus tard, et quels changements dans les propriétés des parties sont nécessaires, pour que la vie soit abrégée ou allongée.

C'est chez l'homme qu'on a étudié le plus exactement les transformations de l'organisme qui conduisent à la mort normale qu'on appelle l'involution sénile. Nous savons qu'il se produit à mesure que l'âge avance certains changements dans les tissus, qui portent préjudice à leur fonctionnement, que ces changements augmentent de plus en plus, et finissent par amener, directement, ce qu'on appelle une mort normale, ou conduisent indirectement à la mort, en rendant l'organisme incapable de résister à des influences nuisibles extérieures de peu d'importance. Ces changements, par suite de l'âge, ont été si admirablement décrits depuis Burdach et Bichat jusqu'à Kussmaul, et ils son tellement connus, que je n'ai pas à entrer ici dans des détails.

Si l'on se demande maintenant sur quoi peut reposer cette transformation des tissus, je ne vois que ceci à répondre, que les cellules qui forment la base vivante des tissus s'usent par suite de leur activité et de leur fonctionnement. On peut imaginer deux éventualités, et admettre, ou que les cellules des tissus restent les mêmes pendant la vie, ou bien qu'elles changent et que de nombreuses générations en naissent pendant la vie pour les remplacer.

Dans l'état actuel de nos connaissances, la première hypothèse ne peut plus se soutenir. Des millons de globules rouges sont continuellement détruits dans le sang et son remplacés par de nouveaux. Sur toute la surface du corps, des cellules épithéliales innombrables se détachent et de nouvelles sont formées, et l'action d'un gran nombre, et probablement de toutes les glandes s'accompagne d'un changement de cellules, leurs secretions consistant même en partie en cellules, dont elles se sont débarrasées, ou qui sont dissoutes. En ce qui concerne les os et les tissus conjonctifs, ainsi que les muscles, on a également constaté que les éléments cellulaires peuvent changer; il ne resterait donc comme douteux que les tissus nerveux. Mais ici également nous connaissons des faits qui indiquent une transformation normale, quoique peut-être lente des éléments histologiques. Je crois qu'on peut dès maintenant soutenir—et il y a des défenseurs de cette opinion,—que les processus vitaux des animaux supérieurs, c'est-à-dire multicellulaires, sont liés à un renouvellement des éléments morphologiques de la plupart des tissus

Mais cette hypothèse nous conduit à ne pas chercher les causes de la mort dans l'usure des cellules isolées, mais dans une délimitation de leur aptitude à la multiplication, et à nous représenter *que la mort arrive parce que les tissus usés ne peuvent pas se reuouveler à l'infinie, parce que l'aptitude des cellules du corps à se multiplier par division cellulaire est non pas infinie mais limitée.*

La question de la necessité de la mort en général ne parait sans doute pas plus claire ni plus certaine, même en se plaçant à ce point de vue, qu'en se plaçant à un point de vue purement physiologique, *et cela simplement parce que en général nous ne savons pas pourquoi il faut qu'une cellute se divise 10, 1,000, 10,000 fois, pour cesser ensuite de se reproduire.*

Il est certain que nous ne voyons aucunement pourquoi l'aptitude à la multiplication cellulaire ne saurait être infinie, ce qui permettrait à l'organisme de vivre éternellement. De même, à un point de vue purement physiologique, nous ne verrions aucune raison pour que l'organisme ne pût pas, de sont côté, fonctionner éternellement.

Ce n'est qu'a un point de vue utilitaire que nous pouvons en effet comprendre la nécessité de la mort, car les mêmes arguments qui ont parlé tout à l'heure en faveur de la nécessité d'un raccourcissement aussi complet que possible de la durée de la vie, avec de légères modifications, témoigneraient également en faveur de la nécessité générale de la mort.

Nous ne croyons pas à la necéssité de considerer la cause de la mort normale, dans une faculté limitée dans la reproduction de la cellule, faculté préfixée d'avance dans l'œuf, et héréditaire, ni dans la division des cellules en somatiques et germinatives, d'après la formule du savant recteur de l'Université de Brisgau.

Notre avis au sujet de la vie latente et la manifeste, nous conduit logiquement à une autre explication de la *mort normale,* et de la partie qui correspond à l'hérédité qui ne difère pas dans une certaine mesure de l'idée de M. Weismann, en établissant l'organisation, ou le développement, comme la resultante d'un profit en faveur de l'être organisée (*l'acroissement*), dans le conflict de la matière inorganisée, et l'organisée ou vive; ce nous rendant en outre compte exact du renouvellement incessant des éléments qui constituent l'être, et de l'influence des conditions dans lesquelles ce renouvellement s'efectue, et des propriétés inhérentes à ces élements, par héritage des ancètres ou adquisées dans son développement

La question établie dañs cette forme, la *mort normale est la conséquence forcée du développement.*

La cause essentiélle de celle-ci avec ses variantes, réside dans les conditions où le renouvellement a lieu; c'est à dire, dans le milieu où ces éléments ou céllules se renouvellent et se developpent.

Nous devons avant tout aborder clairement cette question.

Dans les ètres multicéllulaires, le conflict vital se produit en un milieu externe et en un milieu interne; c'est a dire l'ensemble en rapport avec le milieu externe, et les parties de cette ensemble entre elles ou milieu interne.

Le milieu externe relativement à l'ensemble, demeure

dans une normale invariable ; en échange dans l'ensemble depuis son point initial à son terme, le milieu interne varie comme conséquence du profit ou organisation de ce qu'il prend du milieu externe aux dépens duquel il se développe.

Nous pouvons établir hypotétiquement, pour rendre cette question plus compréhensible, un trait graphique démonstratif ; une ligne ascendente légèrement inclinée, nous conduirait depuis le moment de l'organisation du nouvel être, jusq'à la puberté ; cette ligne se devierait légèrement et en direction horizontale, nous indiquant l'âge adulte, puis elle se devierait en sens descendant, nous indiquant l'âge mûr et l'involution sénile jusqu'a la mort.

La première nous représente le développement, comme conséquence de l'augmentation de la substance organisée, formé avec les élements du milieu externe produite par la marche adaptante et graduelle de l'ensemble au milieu ; la seconde nous mène au période maximum de l'adaptation de l'ensemble au milieu, et dans cette période les substances sont différemment utilisées, pour la fonction apparue dans la puberté (la génération) comme conséquence des dédoublements fonctiónnels et des modifications originées dans le milieu interne par la marche adaptante dont nous avons parlé, et dans la vigueur de l'ensemble, la troisième nous indique la marche descendante, comme démonstrative de la période de simple intégration ou de réparation, âge mur, et la dernière l'involution sénile jusqu'à la mort, démarquant l'inadaptation de l'ensemble au milieu.

La cause de cette marche nous l'avons déjà établie, comme la conséquence des modifications produites par les phénomènes desquels résulte l'organisation et le renouvellement aux dépens des éléments inorganiques qu'il prend du milieu externe, ou plutôt pour l'incéssante évolution adaptante et renouvellement des élements organisés de l'ensemble, qui occasionnent également d'une manière incessante, des modifications du milieu interne, qui se traduisent par des changements de configuration et fonctionnabilité.

Cette question nous offre un exemple d'une façon assez claire.

Si nous prennons une bactérie zymogène et nous la semons dans un liquide fermentescible, et le plaçons dans des conditions convenables, ses céllules se multiplieront profusément, elles déploiront activement leurs fonctions biologiques, et nous observerons alors les phénoménes que nous appelons fermentation, et que nous pouvons nommer phènomènes de la vie.

En examinant les produits de cette fermentation, nous verrons des différences notables, non seulement dans la marche de sa production, mais aussi dans sa nature, ce qui nous montre d'une manière évidente d'incessantes modifications biologiques dans les céllules fermentables.

Au bout de quelques jours les phénoménes de la fermentation vont diminuant progréssivement, jusqu'à s'arreter complétement.

Laissons de côté les modifications que nous observâmes dans la configuration des céllules, et prenons la question de son vrai côté.

En voyant finie la fermentation et existant encore de la substance fermentescible; nous pourrions dire que la vie du ferment est terminée, puisqu'elle ne nous le manifeste plus, et nous nous maintiendrons dans cette croyance, si nous ne savions pas que transportant les céllules de ce liquide là à d'autres nouveaux, elles nous reproduisent la fermentation, etc.

Pourtant, la cessation de la fermentation, ou soit, celle des manifestations des phénomènes vitaux, ne réside ni dans une limitation de la multiplication prévue d'avance, ni dans l'usure de la matiére organisée, mais bien dans l'inadaptation.

En effet, rapportant cet exemple relativement aux êtres pluricéllulaires, nous pouvons rapporter quelque avec quelque différence, le liquide dans lequel la fermentation s'est arreté, au milieu interne, et les substances nutritives que le liquide contient encore, au milieu externe; puisque ce sont les modifications qu'impose la vie collective, celles qui empêchent le developpement des éléments consideré isolement, et c'est seulement que par adaptation graduelle et progresive, que nous pouvons arriver à obtenir qu'une espèce vive et se multiplie dans des conditions qu'elle n'a pas pu faire avant son adaptation.

C'est pour ce motif là que la composition des liquides où les fermentations produites par des microorganismes d'une même espèce s'arrête, est absolument variable, et qui dependent de la variabilité de la fonction du protoplasma ; et c'est pour celà également que vivent et se multiplient des microorganismes dans des milieux dans lesquelles d'autres microorganismes de la même espèce ne se developpent pas.

Par consequent nous voyons que là manière dont nous avons consideré la question est d'accord avec les principes qui régisent l'organisation et l'évolution des êtres dans la nature.

Cet exemple égalements dans le terrain des hypothèses, nous conduirait même au delà, car elle établirait que l'éternité de la vie dans les individus qui se succèdent est due au changement de milieu qui s'opère dans la génération, etc., de même sorte que en transplantant un morceau de végétal, nous obtenons une nouvelle plante qui a la même durée que la plante dont elle provient.

Il résulte donc de ce que nous venons d'exposer, que la *mort normale* se produit par une inadaptation de l'ensemble au milieu, consécutive à la vie manifeste ou croissance.

La mort peut se produire aussi à défaut de *coordination* entre les fonctions des élément constitués de l'ensemble, ou plutôt par inadaptation de ceux-ci entre eux sans qu'il soit pour celà nécessaire qu'ils aient parcouru tout le procés, qui nous conduit à la mort *normale*, et qui est ce que nous appelons mort *pathologique*.

Quant à la variabilité individuelle, entre être d'une même espèce, longévité et abréviation ou vieillese prématurée, etc., provient, laissant de côtè les conditions congénites ou héréditaires, des conditions de ce que nous appelons milieu externe, ou le sujet se soit trouvé.

S'il ne suffisait pas pour expliquer ceci, ce qui nous démontre l'influence qu'exercent sous ce point de vue les conditions de vie, et qui sert pour modifier l'espèce dans la selection artificielle, en rapport aux animaux, il nous suffirait de rappeler ces mêmes faits ou la classique expérience de Jussieu, au sujet des végétaux, sur la germination et végétation abrégée ou précoce que l'on obtient en faisant germer dans de l'eau de chlòre des graines, qui, avec une rapidité extrème germinent dans ces conditions ; nous avons énoncé d'autres exemples et considérations qui se rapportent à cette question, nous pourrions citer d'autres exemples et considérations, mais nous le jugeons inutile pour le moment et nous exigeant aussi trop d'extension.

Il nous reste dés maintenant à traiter d'autres questions importantes complémentaires de celles qui ont été traitées.

Nous avons parlé dans la première partie de cette étude de phénomènes d'adaptation, fils des conditions d'éxistence traduisibles en changements de forme et de fonction biologique dont sont susceptibles les êtres organisés, et spécialement ceux qui constituent le sujet de notre étude; changements de forme et de fonction biologique avons nous dit, qui peuvent se faire durables et transmisibles, étant ceux-çi la base essentielle de l'évolution des êtres dans le temps et dans l'espace.

De ces phénomènes nous en avons étudié un grand nombre, dans cette seconde partie, ainsi que les questions relatives aux concepts fondameñtaux de la vie et de la mort, du renouvellement intime et individuel de tous les êtres depuis les plus simples jusqu'aux plus complexes, comme condition obligée de toutes deux ; procurant toujours d'interpréter les faits, sans nous éloigner de l'expérience, et les basant sur l'observation scientifique et raisonnablement conduite et sur des faits susceptibles d'une entière démonstration; suivant pas à pas le passage des êtres monocéllulaires, depuis leur origine jusqu'à leur mort et continuant cet édifice avec les multiples considérations que les diverses phases de ce passage vertigineux nous suggèrent.

Tout d'abord il est fort aisé de comprendre l'extrême difficulté qui existe à disloquer ces questions tant sont étroits les liens qui les unissent, leur mécanisme se trouvant entrelacé de telle sorte qu'il est impossible de traiter les unes sans faire refférence aux autres ; c'est pour celá, ai-je dit, que les points dont nous allons nous occuper sont complémentaires de ceux dejà traités, et c'est uniquement par ce moyen que nous pouvons arriver à expliquer, quoique d'une façon bréve et un tant soit peu superficielle, l'objet de notre étude, c'est à dire l'origine des bacteries comme derivées d'une simplification ou évolution regressive des champignons plus élevés, et leur variabilité morphologique et fonctionelle.

La question fondamentale de mon anterieur mémoire était constituée par la démonstration de l'existence de deux façons différentes de developpement d'un même microorganisme, d'où resultaient un bacille zymogéne et un saccharomycette.

Dans ce mémoire j'ai essayé d'expliquer les causes de ces différences qui n'en révelent pas moins un fond commun, la forme spécialement par les conditions physiques et chimiques du milieu, etc., tout en établissant l'identité absolue de la germination et de la bipartition, qui n'offrent qu'une difference apparente, due à la forme comme nous l'avons également dit dans le présent mémoire d'où l'on déduit que la division dans la multiplication normale de cette céllule ne seraiet qu'un phénomène apparent; et quant à la difference des fonctions biologiques, comme conséquence des modifications dans les phénomènes vitaux ou de structure et composition du protoplasma, originées par celles-lá, qui se traduisent par des variations, dans l'energie thermique produite par les phénomènes biologiques, ainsi que nous le démontre jusqu'à un certain point l'indifférence de la constitution chimique de la substance fermentescible, c'est-à-dire, que deux substances, dont la composition chimique est différente, donnent lieu presque aux mêmes produits en presence d'un même microorganisme.

J'établissais en même temps que ces formes en se reproduisant normalement, originent des céllules de la même forme et fonction, et c'est pour cela qu'aucune des deux ne peut représenter une phase d'un cycle morphologique de developpement, mais bien une manière spéciale du developpement.

Mais voici que dans la reproduction d'éléments identiques à celui qui les origine, par leur forme et par leur fonction, nous nous trouvons en présence d'une question importante. ¿Peut-on en effet attribuer ce phénomène à l'héritage?

Il est évident que le point est complexe et comprend de multiples questions que nous ne pouvons pour le moment traiter, soit par rapport à la réproduction sexuelle et à la selection naturelle, soit par rapport aux idées émises sur le developpement ontogénique et phylétique, transmision des caractères acquis, etc., d'accord avec les doctrines de Lamarck, l'idioplasma de Naegeli, l'epigénèse de Wolf, le perigènèse de Hackel, le pangénèse de Darwin, la continuité du plasma germinative de Weismann ou les principes de Brooks, etc.

Ces questions pourront paraitre sans aucun doute importunes, parce que nous nous occupons d'êtres simples; mais il faut tenir compte de ce que nous avons déjà établi, c'est-à-dire que la complexité des êtres n'est que relative, et que les êtres les plus complexes ne sont que des collectivités de simples.

Les phénomènes d'adaptation des êtres se manifestent par la perte ou acquisition de caractères dépendant de leur propre nature, comme nous l'avons dejà dit.

La première question que l'on considére comme le fondement de ce problème fort important, est de savoir si les caractères acquis sont réellement transmissibles ou non,et la seconde, une fois démontrée affirmativement la première, quelles peuvent être les causes de cette transmission. Ce sont là les deux points importants de l'héritage, sur lesquels l'on a tant écrit et discuté.

Pour résoudre le premier nous pouvons appeler à l'expérimentation; quant au second il nous est seulement donné de le faire dériver hypothétiquement de celle-ci.

Bien que les expériences effectuées et citées en faveur de l'héritage, ou plutôt de la transmission des caractères acquis, soient nombreuses, tous les auteurs ne les acceptent pas comme preuves irrécusables et pensent qu'elles peuvent être interpretées de diverse manière, sans démontrer partant la transmission, His, du Bois, Reymond et Pfluger.

Entre ces derniers nous devons compter en première ligne à M. Weismann, qui bien souvent s'est occupé de ce point. Weismann dans l'exposé de sa doctrine sur la continuité du plasma germinatif, nous dit, lorsqu'il prétend nier la transmission des caractères acquis, ce qui suit :

« Moi aussi j'ai placé ce point d'une façon singulière, dans mon premier mémoire, sur l'éritage, et je crois avoir au moins démontré que la transmission généralement admise jusqu'à present des caractères acquis, n'est d'aucune façon prouvée et que de grandes classes de faits auxquels l'on à donné cette signification, peuvent et doivent même dans plusieurs cas, être interpretés d'une autre manière,

Les considérations que le savant recteur de l'Université de Brisgau avance lorsqu'il soutient cette manière de voir sont multiples, tout en s'efforçant d'expliquer les faits en rapport avec la doctrine sur la continuité du plasma germinatif; mais l'on peut observer que lorsqu'il prétend répondre aux objections de Roth, basées sur les faits que la pathologie offre fréquemment de trasmission, sous forme de prédisposition de certaines maladies acquises, cet auteur coi fond évidemment l'aptitude avec la prédisposition, sans laisser néanmoins d'accepter l'éxistence de la prédisposition proprement dite.

Tout d'abord, il nous resterait à savoir si cette predisposition dont nous parle M. Weissmann est inhérente aux êtres primitifs dont ceux qui la possèdent dérivent, ou si elle a été acquise, bien que peu à peu, car, dans le second cas, l'héritage existerail de toute façon. Mais il faut avant tout, pour que la question soit claire préciser les termes et leur valeur.

J'entens d'abord par prédisposition une graduation plus accentuée dans la susceptibilité propre ou inherente à la nature d'un être, à la perte ou acquisition d'un caractère.

Je conçois également, d'accord avec cette définition, l'éxistence de deux classes de prédisposition, d'une valeur bien entendu purement conventionnelle, puisqu'elles ne servent qu'a distinguer diverses gradations d'une même predisposition, à savoir:

1.º Aptitude, propre de la matière organisée, inhérente à sa sensibilité, comme conséquence de la lutte organique) aptitude normale, commune à tout être organisée).

2.º Prédisposition, acquise par dépense ou regession (prédisposition pathologique).

3.º Prédisposition héritée (prédisposition pathologique).

C'est ainsi que nous devons apprécier, et conformément même à la manière de voir de M. Weismann, comme caractères acquis certaines et determinées variations que provoquent les influences extérieures dans l'organisation, soient elles locales ou générales, et dont sont uniquement susceptibles les êtres aptes et plus encore les predisposés.

De sorte que la prédisposition elle même, étant donnée la forme où nous l'avons considérée, est un caractère acquis, puisqu'elle s'acquiert et qu'elle est la conséquence d'influences determinées qui en intéressant l'organisation accentuent sa disposition vers telle ou telle autre cause.

Il est évident que ces questions devraient être traités plus à fond, par la discussion des diverses théories émises; cependant nous les donnerons comme connues et nous formulerons la question le plus brèvement possible, d'accord avec le but que nous nous sommes proposé, parce qu'elle est une des bases de l'évolution.

Tout d'abord il faut établir des distinctions dans la question de transmission des caractères acquis, puisque les faits paraissent plutôt démontrer que ceux là seulement sont transmissibles qui correspondent à des modifications de l'organisation, qui, quoique produits par des causes locales interessent l'ensemble dans ce sens.

Ces brèves et extremement insuffisantes considératios sur un problème aussi complexe et important, nous les faisons uniquement dans le but de démontrer que, en partant de ces bases et en les refférant aux éléments unicéllulaires, la transmission des caractères acquis est parfaitement démontrable.

L'acquisition d'une forme déterminée par un microorganisme déterminé, dans un milieu déterminé, constitue un caractère acquis, inhérent à sa nature ou à son aptitude pour agir de cette manière dans ces conditions; la réproduction de ce microorganisme, en originant des microorganismes égaux à lui même, tant dans la forme que dans la fonction, est la transmission aux microorganismes qu'il origine de la forme et de la fonction que par le fait de sa nature il a acquises dans les conditions de son developpement: lorsque ce microorganisme dans des circonstances déterminées acquiert une autre forme et qu'il se modifie dans sa fonction, il devient un autre caractère acquis différent de l'antérieur, mais inhérent à sa nature.

Un autre exemple nous en est fourni par la virulence

et la pigmentation ; celles-ci sont des propriétés généralement transitoires de certains microorganismes et sont des caractères acquis puisqu'elles le perdent ou l'acquierent du à des circonstances déterminées, et elles le font ainsi parce qu'elles en sont susceptibles.

Par rapport à l'acquisition première il nous suffit de rappeler le procedé classique de Pasteur, pour le retour ou intensification de la virulence et des autres que dans ce but l'on emploie constamment: Bouchard, Courmont, Reyer, etc.

En effet, le retour ou intensification de la virulence d'un microorganisme determiné une fois obtenu, il ne nous suffit plus qu'un seul d'entre eux pour en obtenir de nombreuses générations qui nous représentent des quantités fabuleuses de microorganismes également virulents.

Mais pourra t'on dire, dans ces cas la question ne peut être appliqué au problème général de l'héritage parce qu'il s'agit d'êtres monocéllulaires, dont la multiplication est considerée comme un simple phénomène de division ? Une telle objection, à notre avis ne serait pas d'une valeur absolue et n'affecterait en aucune manière l'essence du procés; il ne s'agirait alors que d'une simple question de complexité dans le phénomène et que même en étant la multiplication par la division de la substance organisée en deux ou plusieurs parties égales, il faut néanmoins tenir compte du fondement du procés de formation de la nouvelle substance assimilée ou organisée, produit de la renovation et de la multiplication des mollécules organisées, disons ainsi: c'est-à dire que l'on peut parfaitement supposer qu'une cellule, toute simple qu'elle soit, n'est pas toute formée d'une seule pièce, mais bien par des agregès invisibes il est vrai, mais parfaitement organisées et possiblelment symétriques.

J'ai anterieurement formulé le mécanisme, aussi bien celui du croissement que celui de la multiplication de ces mollécules organisée; de telle sorte que si ce sont elles qui se multiplient, elles le font en originant des mollécules semblables à elles mêmes, comme le fait l'être monocéllulaire ou le pluricéllulaire.

Et c'est peut-etre dans ceci que réside l'assimilation, ce procés mystérieux et synthétique que réalise la matière organisée lorsqu'elle convertit des substances d'une composition chimique fort differentes en des substances complétement égales à sa propre nature ou plutôt en les identifiant à elle-même.

En effet: les propriétés d'un microbe, sont celles du protoplasma qui le forme, avec prescindence de sa morphologie.

Si donc le protoplasma d'un microbe dû à des condition déterminées, souffre une modification qui sé traduit par un changement de fonction, acquisition ou perte de virulence, etc., le protoplasma des nouveaux microbes que celle-ci origine en se multipliant serait égal a son propre protoplasma; c'est-à-dire avec les mêmes modifications que celui-ci à souffertes jusqu' aumoment de sa multiplication et ainsi succesivement.

Il est également possible que l'éssence de l'héritage et aussi bien celle de la fonctionabilité dépendent de la structure de ces mollécules organisées ou agrégées, structure susceptible de se modifier dans des circonstances determinées, comme aussi bien de composition.

Pour le premier de ces cas nous pouvons supposer hypothétiquement dans la céllule, — laquelle d'ailleurs est toujours complexe,—deux éventualités ou relativités par rapport à la structure hétérogène des parties spéciques qui la forment.

Ainsi, par exemple, la céllule fecondée ou formée par la conjugaison de deux céllules perceptibles et différentielles, mâle et femelle, susceptibles de se dédoubler ensuite en des collectivités de céllules extrêmement differentes, avec les différences biologiques corrélatives, ou soit encore la céllule considerée simple, susceptible uniquement de produire des collectivités de céllules semblables.

Bien qu'il soit difficile d'apprécier leur organisation, l'on peut néanmoins supposer que les premieres sont formées de mollécules et atomes hétéromorphes, tandis que les secondes pourraient l'etre par des mollécules relativement homonomorphes, formées d'atomes heteromorphes.

Les premières pourraient, par exemplé, être rapprochés aux composés organiques complexes, constitués par des radicaux distincts, et les secondes aux sels mineraux simples.

En effet: si nous prenons un cristal de chlorure de sodium, de quelle que grandeur qu'il soit, et si nous observons sa forme, nous verrons qu'il est formé de six faces parallélement disposées de façon à former un cube, si nous divisons ensuite ce cristal en particules plus petites, nous verrons que celles-ci offrent également la même forme du cristal entier dont elles faisaient partie; mais si nous l'éxaminons dans sa composition chimique nous verrons qu'il est formé de chlore et de sodium, exception faite de l'eau intermolléculaire, dont les poids atomiques sont différents-35,5 et 23.

Nous pouvons ainsi répresenter l'organisation de la céllule que nous appelons simple; les atomes (1) qui constituent les mollécules organisées ou céllulaires seraient heteromorphes et les mollécules homonomorphes, de sorte que cette céllule serait formée d'agregés relativement égaux qui en se multipliant ou plutôt en assimilant la substance inorganique, origineraient uniquement des agregés relativement identiques entre eux, ou homonomorphes, d'où il résulte qu'ils forment d'autres céllules semblables à la primitive.

Par contre, la céllule complexe formée également de mollécules organisées comme l'antérieure, mais avec cette différence, que celles-ci loin d'être égales entre elles, comme elles le sont dans l'antérieure, seraient différentes ou heteromorphes, de telle façon qu'en se multipliant ou lorsqu'elles effectuent l'assimilation, authonomement, mais coordinées entre elles, ces mollécules en origineraient d'autres respectivement semblables et partant continueraient à dédoubler par séries leurs spécifités organisées, c'est a dire qu'elles produisent des collectivités de céllules differenciées, etc.

Pour résumer ce que nous venons d'exposer, nous pouvons dire que c'est peut-etre le même principe qui préside à la multiplication normale des êtres, qui en originant des individus semblables aux progéniteurs constituent l'héritage, et à la multiplications des mollécules céllulaires que nous appelons assimilation.

C'est d'accord avec ce raisonnement, et avec celui que l'on admet généralement en supposant à ces mollécules une structure déterminée, dont la fonctionnabilité spé-

---

(1) Ces dénominations nous les avons employées dans un sens purement conventionel ou figuré (comme portion organisée indivisible).

cifique, pour ainsi dire, dépendrait de son organisation chimique, ou soit de la disposition ou agroupement de ses atomes.

La specificité fonctionnelle ainsi comprise, les modifications ou changement qui dans certains cas accompagnent les changements de forme, seraient faciles à expliquer, soit par une modification dans la composition chimique de la mollécule, ou encore par des états divers d'agrégation et de dédoublement molléculaire, par des modifications dans la structure ou organisation chimique, dues à des différences dans l'agroupement des atomes que l'on peut rapporter aux phénomènes d'alotropisme des metalloides ou d'isomerie dans les composés organiques.

Les agregés organisés d'un être ainsi conçus, soient-ils homonomorphes ou heteromorphes, soit qu'ils forment un être simple ou un être complexe, de leur fonctionnabilité authonome il est aisé de déduire la notion que nous avons ailleurs établie, des phénomènes coordinées, au but déterminé de l'ensemble ; c'est là le fondement de la division du travail dans tout être complexe, et la base de la plus grande persistance de l'individualité de l'être plus complexe.

Pour etre bref, je laisserai de coté momentanément de nombreuses et importantes considérations sur ce sujet : tout en me proposant de les traiter plus au long dans une autre occasion: je vais a présent aborder un autre point, ou soit la regression, le plus brèvement possible.

Nous avons dit ailleurs que les phénomènes d'adaptation des êtres se manifestent par la perte ou l'acquisition de caractéres dépendant de leurs propre nature, et c'est ainsi que, tandis que dans l'organisation, moyennant la création de parties nouvelles ou par le perfeetionnement des existentes, celle-ci parvient à réaliser ses fonctions de la manière qui lui est plus utile, par un phénomène inverse de simplification tout ce qui est superflu est supprimé ou éliminé, pour que les élements actifs puissent fonctionner librement.

J'omettrai pour le moment les commentaires et les exémples que nous fournissent les végétaux et les animaux sur ces phénomènes de regression dans la nature, parce qu'il ne nous serait pas possible de leur consacrer l'attention qu'ils exigent, et je me bornerai à interpreter les résultats que nous avons obtenus dans nos experimentations, c'est à dire la cause ou procés de la simplification dés champignons plus élevés en organisation et fonction, lorsqu'ils produisent les bacteries.

Comme l'on pourra s'en souvenir, les expériences que nous avons exposées, nous démontrent que la simplification de l'oidium est occasionnée par une influence spéciale que la caseine exerce sur la constitution du champignon et particulièrement sur sa membrane metacéllulosique.

En cherchant la cause de cette influence, nous n'avons puen trouver d'autre explication que la nature ou constitution chimique des parties actionnantes, l'élémént organisé et la substance qui reagit sur lui.

En effet, nous avons établi ailleurs quelques unes des propriétés, fonctions et modifications de la membrane, modifications qui s'oppèrent en elle sous l'influence des conditions ou composition du milieu.

Les expériences que dans ce but nous avons entreprises ont démontré jusqu'à l'évidence que les résultats obtenus étaient dûs á cette influence de la caseine et l'on pourra également se rappeler que dans ces expériences il nous a été donné d'apprécier que la dissolution de cette substance par le champignon dans les liquides est accompagnée d'un ramollissement oü plutôt d'une dissolution des membranes qui ne se trouvaient pas lignifiées.

C'est ce qui á notre point de vue nous démontre la formation des sacs protoplasmatiques parietaux dans les tubes ramollis, la désintégration des tubes lignifiés, dans lesquels l'on observe des corpuscules protoplamastiques extremement mobiles, la formation de la gangue mucilagineuse dans la superficie du liquide et la consistance visqueuse que celui-ci acquiert.

C'est pour celá que nous croyons que l'influence de la caseine origine un profond procès de dégénération mucilagineuse de la membrane, dégénération qu'accompagne simultanément la dissolution ou peptonisation de la caseine; il est néanmoins aisé de comprendre que l'intensité de ce phénomène varie dans certaines circonstances et c'est ce qui nous explique les différents résuliats que nous avons obtenus avec le liquide caséinique simple et avec le lactosé ou lait.

En effet, ainsi qu'un même champignon, s'il est plus ou moins nourri, nous offre des différences dans la forme et dans la fonction, dans les modifications que l'adaptation imprime invariablement lorsqu'elle se réalise; c'est à dire, lorsque l'organisme ne périt point il éxiste des gradations qui correspondent à ces divers états.

C'est donc en cela que nous trouvons la raison de la différence obtenue, avec le liquide caseiniqué simple et avec le sucré; dans tous les deux c'est un procès de desintégration organique qui provoque la caseine sur certaines parties vives de la cellule et c'est à cause de ce procès de desintégration que la caseine se dissout ou se peptonise; en effet, dans le premier cas, bien que l'influence de la caseine soit intense, comme dans ces circonstances, nous pouvons considerer le champignon peu nourri, la simplification est incomplète et l'on obtient par conséquent une forme intermédiare ou de transition, fungoide et plasmogénique, pour ainsi dire, référibles aux streptotriccées.

Dans le second cas la désintégration ou plasmolyse opérée par la caseine pour sa peptonisations s'oppère simultanément avec celle du sucre: elle est alors plus profonde et par conséquent la forme obtenue est presque exclusivement protoplasmatique ou plasmogénique.

Si nous réputons donc la simplification de ce champignon comme conséquence d'un profond procès de dégénération mucilagineuse de la membrane proprement dite métacellulosique qui origine sa desapparition dans les générations suivantes adaptées, il est important d'en déduire s'il est possible, par la différence fonctionelle manifestés avant et après la perte de la membrane par le procés indiqué, la signification biologique de cette membrane.

C'est dans ce même procès de dègénération de la membrane dans la forme susdite, que réside la cause de la dérivation phylogénétique des formes dont nous avons parlé dans la première partie.

En effet nous avons alors enoncé les opinions de Kruse sur ce sujet, qui fait dériver les coccus et les streptococcus des bacilles: cette dérivation est exacte et parfaitement explicable par la dégénération de restes de la

membrane pseudometacéllulosique qui accompagne
quelques unes deces formes et à les streptotricées, et
d'ailleurs elle s'observe très fréquemment dans les expériences.

En dehors du róle que celle-ci remplit par rapport á
la multiplication et á la résistence, etc., dont nous avons
déjà parlé, un fait parait nous manifester clairement sa
véritable signification biologique, et qui suivant nous,
viendrait à confirmer l'enoncé de Mr. Gautier sur les
phénomènes qui ont lieu dans la périphéric céllulaire.

En effet: lorsque nous avons exposé nos expériences
et parlé des milieux nutritifs aptes pour la cellule de ce
champignon et des formes bactériques de sa simplifica-
tions, nous avons dit que tous se développent facilement
dans les liquides sucrés, etc., mais que tandis que dans
les cultures du premier, dans ces liquides la réaction
reste presque invariable, dans les cultures du second il
se produit de l'acide lactique, qui entraine le développement, et que par contre les milieux les plus aptes pour
le développement du champignon, sont les liquides qui
contiennent cet acide, aux dépens duquel il peut vivre
parfaitement.

En un mot, le champignon complet formée par le
plasmogène et par la membrane métacellulosique, vít
indifféremment dans les solutions sucrées et dans celles
d'acide lactique, tandis qu'après sa simplification il ne
peut vivre dans les sécondes et vit dans les premières
dont il transforme en acide lactique les substances
sucrées.

De ce fait l'on peut ainsi déduire que la simplification
de la forme est accompagnée d'une simplification dans
la fonction, qui dans ce cas consiste dans la perte de la
propriété de combustionner l'acide lactique, propriété
essentiellement spécifique de la membrane métacellulosique, et nous permet par conséquent de concevoir le
mécanisme biologique de la cellule.

M. Gautier assigne dans la cellule nouée au protoplasma et au noyau les fonctions primordiales de la
vie, celles qui s'effectuent d'une façon essentiellement
anaérobe, tandis qu'à la membrane ou périphérie, dans
des conditions pour ainsi dire essentiellement aérobes,
correspondraient les phénomènes d'oxydation ou combustion des produits cellulaires, par lesquels elle fournit

la plus grande partie de la chaleur et des énergies nécessaires à l'ensemble.

D'après nous c'est là plus ou moins le mécanisme biologique des cellules de l'oidium ; la substance plasmogénique, essentiellement vitale, ou contenu cellulaire, aurait pour mission capitale les phénomènes primordiaux de la nutrition, phénomènes particuliérement d'hydratation, de réduction et de diffusion des matériaux absorbés, et la multiplication, etc. A la membrane correspondrait non seulement sa fonction d'appareil de soutien et de protection, mais aussi l'absorption, les phénomènes respiratoires ou de combustion des matériaux assimilés et d'excrétion, ou phénomènes d'oxidation, qui fourniraient à l'ensemble la plus grande somme des énergies nécessaires et conséquemment la locomotion.

En effet, cette fonctionnalité ressort avec des caractères parfaits, des faits exposés, car il en résulte que de même que les substances sucrées sont transformées par le plasmogène en acide lactique, dans le champignon complet est combustionné par la membrane metacellulosique, tandis que dans le champignon simplifié qui en est dépourvu, l'acide originé n'est combustionné que dans une faible partie et s'accumule par outre dans le liquide.

Ainsi donc, il est fort probable que les mouvements de la cellule soient la résultante des déséquilibres physiques occasionnés par les réactions chimiques, particulièrement par celles qui s'opèrent à sa surface dans la forme exposée, en outre des autres déséquilibres qui originent les phénomènes mécaniques ou osmotiques.

Cette conception d'ailleurs n'excluse point le rôle que dans ce mouvement remplissent les *cils vibratils,* puisque ceux ci n'étant, comme le pense Van Tieghem, que de simples prolongements protoplasmatiques, les phénomènes se produisent en eux de la même façon qu'à la surface de la cellule et contribueront par conséquent énormement au mouvement.

Les phénomènes appelés chimiotropiques ou chimotaxiques pourraient également s'expliquer par çe mécanisme, sans qu'il fût nécessaire d'invoquer comme cause dans ces conditions spéciales, des raisons d'affinité ; Van Tieghem semble le croire ainsi, par rapport à l'attraction des organes reproducteurs de certains cryptogammes, lorsqu'ils surnagent dans un même liquide, pour former ensuite la zigospore, comme cela s'observe dans le Spirogira Heriana, etc.; l'on peut de la même façon expliquer les phénomènes phototactiques si fréquents dans les algues.

En effet, le mécanisme général du mouvement cellulaire peut être facilement conçu comme analogue à celui que produit le sodium ou le camphre lorsque l'on le sumerge dans l'eau : le dégagement d'hydrogène qui suit à l'oxydation du sodium par la décomposition de l'eau, et les phénomènes thermiques en elle originés impriment à cette substance un vif mouvement, que par un procédé identique l'on conçoit aisément dans la cellule.

Dans les phénomènes chimiotaxiques et phototactiques, la cause pourrait dépendre de l'orientation exercée par une influence unilatérale qui occasionnerait un développement plus grand de ce coté que de l'autre ; ainsi, par exemple, l'influence unilatérale exercée par des radiations lumineuses dans certaines algues conjuguées Closterium, Pleurotærium, etc·, qui les oblige à se rapprocher du foyer lumineux: les phénomènes d'attraction et de répulsion par des causes chimiques qui s'observent dans l'œthalium septicum et d'autres plasmodies dans les solutions de glucose, etc., sont parfaitement explicables par cette cause ; nous trouvons un exemple de cette influence unilatérale dans la répulsion qui s'opère lorsque nous plaçons une partie d'eau et une autre d'alcohol sur un verre de montre.

Mais l'intensité des mouvements peut varier sous l'influence de diverses causes, dont il est important de tenir compte.

Ainsi la lenteur des mouvements dépend tout d'abord de la longueur, de la forme de la cellule et de la constitution de sa membrane, c'est-à dire soit que celle-ci soit plus ou moins rigide ou qu'elle se trouve enveloppée de substance glutineuse ou ganga mucilagineuse qui forme les *amas*.

Il en arrive de même, et alors le mouvement est complétement nul, lorsqu'une dégénération profonde produit le ramollissement et la defformation des cellules, comme dans l'aglutination (phénomène Gruber Widal, etc.), produite par des substances d'une nature *fagocitaire*, ou par coagulation par des substances chimiques, bichlorure de mercure, etc.

Les premières de ses causes influent par une espèce de compensation entre les déséquilibres énoncés qui determinent le mouvement, tandis que dans les autres cas, hors ceux dans lesquels il existe des cils vibratils qui agissent de la façon que nous avons indiquée, c'est la petite longueur et la flexibilité de la membrane qui jouent le rôle principal dans l'acéleration du mouvement.

En effet lorsque la membrane est flexible, l'on peut parfaitement supposer que les déséquilibres produits par les phénomènes chimiques, provoquent une série des contractions á sa surface qui conséquemment accelèrent le mouvement.

Comme exemple de ce mécanisme je citerai celui que nous offre le mouvement de contractibilité des mimosas, sensitive et pudique, les oxalis et que Pfeffer, Sachs et Cohn nous expliquent par des phénomènes progressifs d'hydratation et deshydratation du parenchyme, qui s'allonge ou se raccourcit, sous l'action des radiations lumineuses, de la température, de l'état hygrométrique de l'atmosphère, etc., etc.

Mais il nous est donné d'apprécier journellement d'une façon assez évidente encore, un exemple du mouvement et de la contractibilité, originée par les phénomènes énoncés lorsque nous plongeons dans l'eau des coupures fort minces hystologiques deshydratées.

En effet, les coupures lorsqu'elles passent de l'alcohol absolu dans l'eau, acquièrent un mouvement intense et en même temp s'enroulent completement ; ce vif mouvement et la contraction sont dûs uniquement à l'hydratation du tissu et à l'élévation de température que l'alcohol origine lorsqu'il s'hydrate.

Bien que d'une façon brève il nous reste encore á étudier quelques questions qui ont rapport aux phénomènes biologiques de la cellule en général et de la membrane en particulier.

Nous avons dit que la dérivation phylogénitique des bactèries, selon l'hypothèse de Brefeld, en tant que considérées comme résultat d'une simplification des champignons plus élevés, se produisait sous l'influence d'une profonde dégéneration de la membrane metacellulosique, occasionnée par la caseíne.

Et bien, il nous reste à présent à chercher la cause essentielle de ce phénomène et sa signification.

Lorsque nous nous sommes occupé du mécanisme biologique de la multiplication, j'ai parlé du rôle qu'en elle remplit la membrane de la cellule mère, et des procès dont elle est susceptible dans des circonstances déterminées, cuticularisation ou lignification et dégénération mucilagineuse, servant de protection les premières et devenant libres par la seconde les cellules jeunes, d'où nous avons déduit que le produit de cette dégénération origine la gangue mucilagineuse qui enveloppe les bacteries et qui en s'étendant légèrement forme des masses ou amas, ou qui lorsqu'elle se trouve retenue partiellement se présente à nous sous la forme d'une zône claire enveloppante que nous appelons capsule.

Il existe néanmoins une différence considérable entre l'intensité du phénomène produit par la caseine dans la simplification du champignon et celui qui s'origine pour ainsi dire normalement dans la multiplication; c'est donc la cause de l'influence spéciale de la caseine que nous devons essayer d'étudier.

Nous avons dit que correlativement à la dégénération mucilagineuse de la membrane métacellulosique, la caseine était dissoute ou peptonisée, et par conséquent l'intervention d'un diastase est forcément necessaire.

C'est pourquoi je vois dans ce phénomène la confirmation claire et précise de l'idée que dans mon antérieure mémoire de l'année 96 j'ai exposée sur les diastases.

En effet, comme déduction des résultats obtenus dans certaines expériences, j'arrivais à la conclusion que les diastases pourraient être considerées comme des produits de la désintégration cellulaire ou protoplamastique originée par certaines substances dans des circonstances déterminées, c'est-à-dire qu'elle ne sont pas des produits de sécretion physiologique.

Ce point est suivant nous fort important, et nous tacherons, par conséquent de le préciser sous une forme concrète.

La différence qui existe entre les deux procès est la suivante: dans le premier cas, c'est la dégénération et la dissolution de la substance organisée qui a déjà parcouru son cycle vital, de la façon que nous avons expo-

sée, et c'est partant la dégénération préliminaire de la
dissolution de la substance morte; ces produits sont
d'origine cellulaire, ainsi que ceux d'éxcretion ou correspondant aux phénomènes de combustion qui en se
dissolvant dans le liquide lorsqu' il s'agit des bactéries
pathogènes, constituent les toxines : la production de cellesci est donc consécutive à *la vie manifeste.*

D'où je déduis par conséquent que les toxines micro-
biennes ne sont que des substances d'une nature albuminoide produites par [illisible] incomplète du protoplasma ou soit protoplasma mort qui a souffert une
modification qui le rend soluble ; et c'est quelque chose
d'analogue qui se réalise avec la digestion des microbes
morts dans des solutions alcalines glicerinées, comme
l'on procède pour la préparation de plusieurs toxines.

Dans le second cas, c'est un procés spécial de dégénération et de desintégration cellulaire, de même que
les sécrétions glandulaires, seiarent des particules protoplasmatiques, de véritables mollécules organisées
(diastases, virus) qui nous réprésentent non pas la limite absolue de l'organisation, qui pour nous n'éxiste
point, mais plutôt le point de transition de la substance
organique à la substance organisée.

Je comprends parfaitement que c'est là une question
fort complexe et difficile et que ses points de vue sont
multiples, mais nous ne trouvons pas, dans notre hum-
ble raison, une conception qui s'harmonise d'avantage
avec la nature des faits, pour leur réelles interprétation;
il est par conséquent indispensable que nous la préci-
sions tout en définissant comment doit s'interpréter le
terme adopté de particules protoplasmatiques.

Pour moi la difficulté qui existe, pour pouvoir considérer les diastases définitivement comme des substances simplement organiques ou bien comme des substances organiques organisées, dont l'action serait inhérente à cette dernière qualité, car elles en provient et
constituent une partie intégrante d'un ensemble organisée, réside dans les liens étroits qui unissent entre elles
toutes les choses de la nature et que de même qu'il n'est
point possible d'établir des limites ou divisions entre les
êtres en particulier, soient-ils végétaux ou animaux, ni
en général, entre végétaux et animaux; je crois que cette
même impossibilité existe pour établir une limite abso-

lue entre le monde organisée et l'inorganisée, puisque nous n'observons dans toutes les choses de la nature que des gradations ou transitions qui nous conduisent des uns aux autres.

C'est pour cette raison que selon nôtre façon de voir, les diastases sont le point de transition entre la substance organique simple et l'organisée, ce qui nous rend impossible de pouvoir les considérer comme une substance nettement vitale ; car, suivant nous, de même qu'entre les toxines et les diastases il n'y a qu'un pas, entre les diastases et la matière organisée il n'y a également qu'un autre pas, si toutefois nous considérons comme le limite de la matière organisée, la cellule la plus simple cu *citode*.

Mais si jusqu'à ces derniers temps, étant donné le petit nombre de diastases connues, on ne les considerait que comme susceptibles de produire des phénomènes hydroliptiques, que l'on a comparés à ceux que produisent certaines corps chimiques (acides minéraux), et partant referibles en fonction, de nos jours et après les études de Hanriot sur la lipasa, ou soit le diastase capable de dédoubler les corps gras, de ceux de G. Bertrand sur les diastases oxydantes laccasa, tyrosmase, etc., de Rey de Pailhade sur les hydrogenants et de ceux de Buchner sur les diastases alcoholiques, etc., l'étude de celle-ci se fait évidemment plus accesible, et bien que l'on ne puisse encore résoudre la question d'une façon définitive, nous essaierons de le faire, quoique brévement, de la manière qui puisse le plus s'en rapprocher.

Pour cela, il nous faut non seulement examiner leurs propriétés, mais aussi d'après celles-ci, leur probable façon d'agir, à fin de pouvoir établir si en realité les ferments solubles sont des substances simplement chimiques, c'est à dire que l'on pourra quelque jour obtenir synthétiquement et si partant les phénomènes hydropliptiques qu'ils produisent sont absolument comparables dans la forme et dans les causes à ceux que réalisent les substances inorganiques dont nous avons parlé, ou bien si se sont des substances organiques organisées qui même dans les cas où la cause et le phénomène fussent égaux, le mécanisme qui origine cette cause soit distinct : c'est à dire si les causes du phénomèue hydrolyptique produit par un acide minéral, par exemple, et par une diastase s'origine de la même façon.

Mais les phénomènes hidroliptiques produits par les acides ne peuvent s'expliquer que de deux façons, à savoir: la première par la pénétration inhérente à sa tension gaseiforme et à la presion osmotique originée par le mouvement expansif de ses mollécules; et la seconde par l'influence que ces phénomènes exercent sur la substance à intervertir; c'est à dire par des phénomènes de conductibilité électrique molléculaire produit par le frottement des mollécules, et dépendant de la division des mollécules dissoutes, de leur nature et de leur activité chimique, occasionant une dissociation électroliptique; ou bien par la production d'énergies thermiques occasionnées par le frottement molléculaire des corps actionnants, qui agiraient comme cause initiale des produits du dédoublement, c'est à dire par l'effet du principe du travail maximum. Sacca: 533,8, glucose et levulose 303,8 = 607, 6.

Comme on le voit, ces deux interprétations sont au fond exactement égales et par l'une ou l'autre indistinctement nous en arrivons à l'explication scientifique du phénomène, mais peut-on expliquer la production de la cause qui origine le phénomène, lorsque celui-ci est occasionné par des ferments solubles, d'accord avec les interprétations que nous venons d'exposer?

Nous croyons que non. Ses propriétés physiques excluent tout d'abord cette possibilité, et l'on ne peut y rattacher par l'action de sa constitution, si nous tenons compte de son integrité, pendant et après l'action: d'un autre coté, la disminution dans son activité que l'on observe à mesure que l'intervention de la saccarose avance, comme l'ont démontré O'Sullivan et Thompson, fait que Mr. Ducleaux assimile à celui de la perturbation que dans les microbes originent les produits de leur propre action, l'influence de la chaleur et celle des antiseptiques, leur action non inmédiate ou soit plutôt le période d'incubation nécessaire pour qu'elle puisse s'exercer, etc.; et bien que ceci n'empêche en aucune façon que son action soit purement chimique, explicable par une lenteur de réaction dépendant de son degré de conductibilité, ce qui est fort commun dans les mollécules à fonction mixte; tous ces faits examinés et rélationnés entre eux semblent nous démontrer que la mollécule purement chimique serait incapable de nous les expliquer.

En outre, si à ceci nous ajoutons l'existence des diastases hydrogenantes, oxydantes, etc., et tres spécialement celle des diastases qui fermentent le sucre, en produisant l'alcool, et en réalisant non seulement l'hydratation de la mollécule de la saccarose, mais aussi son dédoublement en alcool et en acide carbonique, comme si c'était la même céllule dont elle provient, et que cette diastase est obtenue par Buchner en *désorganisant* les cellules de levure, et c'est donc en raison de ces considérations et de toutes les autres que nous avons précédemment exposées que nous avons adopté le terme de particules protoplasmatiques ou mollécules organisées, en les considérant comme le minimum de l'organisation, ou soit le point de transition entre la matière organisée et l'inorganisée, en revelant, donc, des propriétés de substance organique et de substance organisée, puisque dépendant alors son action de son organisation, tous les faits exposés seraient parfaitement explicables, comme consécutifs à de phénomènes pour ainsi dire vitaux.

Les diastases ainsi comprises, leur production s'explique, comme nous l'avons fait antérieurement, par une désintégration du protoplasma cellulaire, produite par certaines substances, d'où il résulte que les phénomènes que cette désintégration peut originer, suivant son plus ou moins d'intensité, dépendent évidemment des substances qui la provoquent et des conditions dans lesquelles elle s'effectue.

A présent et avant de terminer, je me permettrai une digression que je considère importante.

Apres ce que nous croyons avoir démontré par tout ce que nous venons d'exposer sur l'éxactitude de l'hypothèse de Brefeld, que les bacteries sont le produit d'une simplification ou évolution regresive de champignons plus élevés, simplification qui, selon notre démonstration, est due à la perte de la membrane métacellulosique originée par un profond procés de degeneration mucilagineuse, en representant dans cette évolution regresive, les streptotricées, le point de transition parmi les champignons et les bacteries ou soit une gradation plus elevée des bacteries. Il ne nous est point possible pour le moment d'avancer aucune idée

sur les rélations que ces faits auront peut être avec
l'hygiène et les modifications qu'ils pourront introduire
dans sa partie appliquée, lorsque l'on connaîtra—comme il est fort possible que celà arrive souspeu,—les
champignons d'ou proviennent les autres bacteries de
signification pathogénique, les variétés ou races dont
cellesci sont susceptibles et les connaissances relatives
aux causes des dédoublements du protoplasma, qui originent l'inocuité et la virulence, ce qui nous demontre-
raiet alors l'éxistence dans la nature d'autres formes
plus resistentes dans les bacteries fragiles destinées à
la perpetuation de l'espèce et la signification du sapro-
phytisme et du parasytisme.

www.ingramcontent.com/pod-product-compliance
Ingram Content Group UK Ltd.
Pitfield, Milton Keynes, MK11 3LW, UK
UKHW020927120726
13693UKWH00003B/1167